文成天縱

李鴻濤 主編

中醫古籍稀見稿抄本輯刊

ZHONGYI GUJI XIJIAN GAO-CHAOBEN JIKAN

6

广西师范大学出版社
GUANGXI NORMAL UNIVERSITY PRESS
·桂林·

第六册目録

本草綱目拾遺十二卷首一卷

（卷八至十二）

〔清〕趙學敏輯　〔清〕姚覲元校

稿本

本草綱目拾遺卷八

錢塘趙學敏恕軒氏輯

藤部

雞血藤膠

產猛緬去雲南昆明計程一月有餘乃藤汁也土人取其汁如割漆然濾之殷紅似雞血作膠最良近日雲南省亦產其藤長亘蔓地上或山崖一莖長數十里土人得之以刀斫斷則汁出如血每得一莖可得汁數升彼處有店市之價亦不貴乾者極似山羊血取藥少許投入滾湯中有一線如雞血走散者真雲南志順寧

府出雞血藤熬膏可治血證　滇遊雜記雲南順寧府阿度里地
方有一山綿亘數十里産藤甚異粗類槔梁細似蘆葦中空如竹
剖斷流汁色赤若血故土人名之謂雞血藤每歲端陽日攜帶釜
甑入山斫取熬煉成膏泡酒飲之大補氣血於老人婦女更為得
益或不飲酒者早晚用開水化服亦能奏效
壯筋骨已酸痛和酒服于老人最宜　治老人氣血虛弱手足麻
木癱瘓等證　男子虛損不能生育及遺精白濁　男婦胃寒痛
婦女經水不調赤白帶下　婦女乾血勞及子宮虛冷不受胎
陸象咸云曾見婦人合藥服之多年不育者後皆有子　吾杭

龔太守官滇帶有雞血藤回里予親見之其藤皮細潔作淡黃色切開中心起六角稜如菊花樣色紅四圍仍白色乾之其紅處輒突出二三分許竟成紅菊花一朶亦奇物也聞其藤最活血暖腰膝已風瘓戊申長兒景炎在四川敘州府與滇之昭通接界因囑其往覓此藤所寄來者外形不殊而中心惟作小紅點乾之亦不突起據來書云實金沙江土司山中所得然與龔太守所帶來者絶不相類豈此藤亦有二種耶附記于此以俟考

滇志雞血藤膠治風痛濕痺性活血舒筋患在上部飽食後服在下部空心酒服不飲酒者滚水調服其色帶微綠有清香氣酒服

亦能興陽事

辛亥予在臨安患臂病胡春熙明府長君名什曾官滇南歸里嘗贈雞血藤膠皆方塊每塊一二兩不等外塗以蜃灰作白色剖視其内皆黑色如膏藥膠狀云風癱痺痛有效其外灰見水即脫去據言其藤產騰越州銅壁關外新街所屬地遍山谷皆是新街守弁每歲輒命卡兵斫取熬膠除餽遺各上司及僚友外餘剩者轉市客商販入中土藉沾微利以為守資渠所有卽售自彼處也外必以蜃灰飾之庶久藏不壞因帶歸以示兒子景炎則又全非其所見景炎曾館昭通大關司馬白公家見其所藏雞血藤膠腥紅

成塊儼如赤玉光潤可愛今胡公所贈内作黑色或係年久色黯抑係新街所産與大關有别惜不能親歷其地為之細核附筆于此以俟後之君子考訂焉

尤明府佩蓮云此膠治跌打如神其太夫人一日偶閃跌傷臂痛不可忍用山羊血參三七治之多不驗有客教服此膠沖酒一服其疾如失其性捷走血分可知

順寧土人加藥料煎熬雞血藤膠其煎膏之時忌孕婦看見決熬不成亦神物也統治百病能生血和血補血破血又能通七孔走五臟宣筋絡治婦人經水不調勞傷氣血筋骨酸痛轉筋虛弱隨

證加引或加入湯劑用之無不應效但服此膠忌食酸冷

乜金藤

性溫無毒治中風痰迷半身不遂左癱右瘓不省人事痰涎上壅攻心作咽用一錢白湯磨下

小兒急慢驚風大者五分小者一二分白湯磨下立效如神

鹿角藤

一名白毛刺汪連仕方云木本藤也刺長傷人皮肉立腫疼不休

又名不薪木山人不砍

性大熱氣臭打痞積治風氣如神皆用根搗共香糟罨之

葉蒸酒服能鑽筋透骨
子食之大能醉人

買麻藤

職方典出肇慶緣樹而生有子味苦可食山行斷取其汁飲之可以止渴粵志買麻藤其莖多水渴者斷而飲之滿腹餘水尚淋漓半日性柔易治以製履堅韌如麻故名言買藤如得麻也

治蛇咬鮮者乾者俱效

紅木香 紅皮藤附

一名廣福藤又名紫金皮立夏後生苗枝莖蔓延葉類桂畧尖而

軟葉蔕紅色咀之微香有滑涎根入藥用須以水洗淨去粗皮取
內皮色紅者用之入口氣味辛香而涼沁如龍腦
治風氣痛傷力跌損胃氣疼痛食積痧脹等證俱酒煎服紫金錠
中必不可少
雷頭風腫痛貼痛法紫金皮獨活赤芍白芷菖蒲葱頭煎濃如膏
調敷藥到立止如神
汪連仕云金谷香今人呼緊骨香即木香一名木臘正名紫金皮
土產者功淺入膏用行血散氣
紅皮藤　朱烺齋任城日鈔錢塘門外道姑橋下有紅皮藤凡患半

肢風及大麻風者取藤四兩浸無灰酒一大壺入鍋内隔湯煮三炷香取起飲酒以醉為度每酒一碗入藥酒三四匙陸續飲至藥酒完則風氣自愈其風從指甲縫中出對指尖以竹紙鋪几上驗之紙能吹動卽是指尖風出也

雷公藤

生陰山脚下立夏時發苗獨莖蔓生莖穿葉心莖上又發葉葉下圓上尖如犂耙又類三角風枝梗有刺 物理小識犂頭刺藤其葉三角如犂頭多在籬邊生可治瘰癧亦可截瘧 一名霹靂木方勝板倒金鈎烙鐵草倒挂紫金鈎河白草犂尖草括耙草龍仙

草魚尾花三木棉出江西者力大採之毒魚凡蚌螺之屬亦死其性最烈以其草烟熏蚕子則不生養蚕家忌之山人採熏壁蝨治臌脹水腫痞積黃白疸瘧疾久不愈魚口便毒瘰癧跌打熏壁蝨又治一切毒蛇傷

蛇傷　萬病回春云凡被蛇傷用板扛歸不拘多少此草四五月生生至九月見霜卽罕有葉尖青如犁頭尖樣藤有小刺子圓如珠生青熟黑味酸用葉搗汁酒調隨量服之渣罨傷處立愈

白火丹　救生苦海用雷公藤五錢平地木三錢車前子四錢天青地白葉三白草各三錢煎服

又洗方雷公藤河白草煎浴

水腫脹　救生苦海平地木三錢雷公藤五錢車前草四錢天青地白葉草三錢路路通五個打碎煎服重者十服愈

坐板瘡　秋泉家秘烏賊骨五錢雷公藤三錢共為細末擦之乾則以菜油調敷

汪連仕方蒸龍草即震龍根山人呼為雷公藤蒸酒服治風氣合巴山虎為龍虎丹入水藥魚人多服即昏

王安採藥方治翻胃噎膈瘧疾吐血便血喉痺食積心疼虛飽腹脹陰囊腫大跌打閃肭發背疔瘡乳癰産後遍身浮腫

藤黃

藤黄

綱目主治條下祇言點蛀牙自落無他治也張石頑云藤黄性毒而能攻毒故治牙蟲蛀齒點之即落毒能損骨傷腎可知　葉氏得宜本草云服藤黄藥忌吃烟按三黄寶蠟丸黎峒丸俱用藤黄以其善解毒也有中藤黄毒者食海蜇即解　百草鏡云藤黄出外洋及粵中乃藤脂也以形如筆管者良大塊者名牛屎藤黄不佳入藥取色嫩純明者用水蒸化濾去渣盛磁器内隔水煮之水少時再添煮乾以三炷香為度以帛紮磁器口埋土中七日取出如此七次晒乾用　粵志廣中產黄藤熬汁即藤黄也性最寒以

青魚膽和之治眼疾間有白者葉如土茯苓身小而長外有韡包
以莖浸水洗目並治腫痛
性酸濇有毒治癰疽止血化毒斂金瘡能殺蟲
治刀斧木石傷及湯火傷竹木刺入肉一切諸傷
神效膏用真蔴油一斤藤黃八兩白蠟八兩次將油入銅鍋次將
藤黃搥碎熬透以麻布濾去渣加入白蠟至滴水成珠為度貯磁
罐其膏夏老冬嫩為宜敷之即能止疼止血收口取效如神　治
一切無名腫毒風氣膏不藥良方藤黃四兩白蠟八兩小磨麻油
十二兩先將油熬熟將成珠入水不散再加黃白攪匀磁瓶收貯

面上仍以麻油養之臨用攤貼　祝氏效方一筆消用大黄二兩藤黄一兩明礬蟾酥各五錢麝香乳香没藥各二錢用蝸牛擣爛作錠遇小癤毒未出癤頭以此醋磨新筆蘸藥圈外愈圈愈小圈至毒消盡而止　消毒散治癰疽癤毒及初生多骨疽良方彙選大黄一兩芙蓉葉晒乾為末五棓子各一兩麝香氷片各三分藤黄三錢生礬三錢共為末米醋調成如厚糊塗于多骨疽之四週中留一頭如豆大以醋用鵝翎不時掃之若不掃任圍無益一日夜即内消其餘癰癤亦以此敷之神效　又方雄黄二兩麝香三錢藤黄一兩人中白五錢硃砂白芨生白歛各二錢蟾酥一錢共

研末用廣膠三錢烊化和藥末為錠遇毒將此藥醋磨塗之移
毒方救生苦海云如毒生在肢節穴道險要處不成漏證即為廢
人須用此藥只塗半圈即移過一邊用白芨白斂三七五棓子大
皂角山茨菰藤黃各等分俱剉薄片除藤黃餘皆入砂鍋内水浸
一日煎汁傾出入水再煎如此數次濾淨熬膏以藤黃將水蒸烊
加入攪勻再熬入碗晒乾用時以雞蛋清磨出濃汁新筆蘸塗
又方藤黃銀硃等分醋和敷趕毒至他處出膿如用穀樹汁調可
搽癬一二次即消　坐板瘡仙遺拾珠藤黃搗碎用雄豬網油青
布一長條將藤黃摻在網油之上青布捲成條子線紮緊浸菜油

內一夜火燃取滴下油用杯接之埋土中一夜出火毒塗瘡即效
大提藥方圍毒初起凡對口發背惡疽四五日即消良方彙選
雄黃藤黃麝香各一錢硃砂三分草麻肉三錢紅昇丹一錢五分
先將草麻研如泥後和各藥研爛用象牙匣封藏外以虎皮包之
方不泄氣　種福堂提藥治諸毒不起敷之立起藤黃雄黃各三
錢蟾酥紅藥各二錢氷片麝香各一錢草麻肉一兩先將草麻肉
去皮打碎如魚凍水入諸藥打成膏磁礶收貯勿令泄氣或云紅
藥宜三錢氷蟾勿用止加麝三分辰砂一錢　又黃提藥方鬱金
雄黃藤黃各二錢牛黃蟾酥硇砂氷片麝香各五分巴豆肉八錢

萆麻肉一兩共搗爛磁瓶收貯遇證放膏藥上少許貼之治一切惡毒未成可消已成用之化腐疔毒更妙 五黄散治一切頑癬雞腳大黄硫黄雄黄藤黄各等分為細末菜油調搽患處七日勿洗全愈 諸毒圍藥祝氏效方南星炒四兩五棓子炒黑白芨炒各二兩藤黄薑黄炒各一兩共為細末醋調搽重者加牛黄一錢鹿茸五錢 金氏離洞膏治臁瘡如神萬應油五兩藤黄一兩五錢淨黄蠟二兩共熬黑棕色攤貼熬萬應油法香油六十兩以十六兩官秤作準浸桃柳槐桑枝各一兩蔥一兩男髮四兩花椒五錢萆麻二兩馬前四兩萆撥五錢桂枝一兩白芷二兩夏浸三日

冬七日春秋五日然後熬至渣枯去渣每斤生油熬熟汁得八折此油凡一切膏藥可作地子消毒方治一切無名腫毒及對口發背救生苦海用滴花燒酒磨藤黃敷不住手敷之不至半日即消 無回丹治一切疔癰腦疽衆妙方用鹼 藤黃雄黃大黃各一兩蟾酥麝香各二分血竭甲片炒各五錢醋磨塗立效 金不換治跌打刀傷蘇州周慎菴傳藤黃一兩研細末麻油四兩白蠟五錢黃蠟一兩將二蠟入麻油内銅杓熬化取起放地上一个徐徐下藤黃一人不住手攪勻以盡為度即成膏敷于患處用油紙攤貼紬帕縛好一二日即愈 箍毒活人書五棓子畧焙一兩藤

黄四兩銅青少許小粉炒八兩作錠用時醋磨塗　疔瘡吳興楊氏便易良方銀硃蜒蚰白甘菊人中白苧根内白心雄黄藤黄大黄共搗敷上即退　諸毒圍藥種福堂方無膿即消有膿即潰五棓子一兩白芷六錢藤黄百草霜各三錢生半夏生南星白芨陳小粉飛麪各四錢共為末紅醋調敷　一筆消方治一切癰腫雄黄膽礬硼砂藤黄銅緑皮硝草烏各一兩麝香二錢為細末和蟾酥為條如筆管大金箔為衣用時以醋磨濃新筆蘸藥塗毒四圍數次即愈　一切無名腫毒藤黄五錢五棓子二兩白蜜蟾酥各一兩用米醋調圍患處留頂勿敷　五色蟾酥墨能立消腫毒雄

金鎖銀開

黃銀硃膽礬韶粉藤黃銅綠硼砂各二兩麝香一錢共為末蟾酥
為條如筆管大水磨塗

金鎖銀開

百草鏡云俗名鐵邊箕處處山野有之葉似天門冬葉又似土茯
苓葉差狹小耳藤生或緣石砌樹上竹林內亦有之非海金沙也
其根黑色兩旁有細刺如邊箕樣故名入藥用根　敏按今俗所
用治一切喉證金鎖銀開乃天蕎麥之根形如纍丸粘結成塊產
山土者皮黃汙泥中者皮黑與百草鏡所言各別或名同而物異
耶

治白濁用根擣汁沖酒服　喉中風火孫玉庭云其根專治喉閉故得此名　喉風喉毒用醋磨嗽喉涎痰去而喉閉自開矣痰核瘰癧不拘何等癧痺結核初起者梁湖陳府秘方用金鎖銀開須鮮者將來搗汁沖酒服其莖葉用白水煮爛和米粉作餅餌食之不過二三服立消若破爛者以梁上烏龍尾揉去粗屑納瘡中外貼膏藥亦服根汁吃餅餌五六次自結痂而愈

汪連仕采藥書金鬚草俗呼金鎖銀開其苗柔而堅性不斷令名象毛力能軟堅化痞合米醋搗汁盥口能開鎖纏喉風雖枯根亦可透鎖喉

李氏草秘天蕎麥亦名金鎖銀開形若蕎麥治乳癰風毒入諸般毒藥內取根二分生薑一分水煎服愈治敗血病久不痊又洗痔血皆佳

又云小青草藤上蔓有倒摘刺細如稻芒開粉紅花生藍子葉似蕎麥又名野蕎麥煎洗痔漏之聖藥

洗痔漏治蛇傷木蛇傷搗汁和酒服

乳藤

粵志乳藤蔓如懸鉤倒挂葉尖而長斷之有白汁如乳婦人産後以藤搗汁和米作粥食之乳湩自通　初生嫩條可食其食曰冬

榮子大如柚子中有瓤瓣瓣相疊白如豬脂炙食甘美身懷數日香不滅秋末冬初間採以相餉矜為服食之珍行血通乳粵志

李氏草秘乳汁藤生山麓林中高二三尺葉似葡萄子藍色成叢根皮搗之出汁如乳為諸乳毒癰瘡中之聖藥排膿散毒生肌止痛消腫益血痛不可忍者罨之即止已成未成已潰未潰始終皆可用之

汪連仕草藥方乳門草即乳汁草又名土妳妳性寒涼行乳汁通氣而能入血分根止痢疾　細藤者即遍地金又名雞盲草合雞

蝙蝠藤　皆治藤

肝蒸服專治一切疳病

蝙蝠藤

此藤附生嵒壁喬木及墻茨側葉類葡萄而小多歧勁厚滑絶似蝙蝠故名

治腰疼瘰癧

腰疼澹寮試效方用蝙蝠藤二兩老人用三兩酒煎服二劑即痛止不可再服若多服一劑腰反傾倒不支

皆治藤

蔓延墻壁間長丈餘葉似泥藤中暑者以根葉作粉食之虛損者

雜豬胃煑服

無根草 麥裹藤附

采藥錄此草無根無葉生在柴草上纏結而生名無根金絲草色有紫有黃　百草鏡無根金絲草一名火焰草即兎絲苗也生毛豆莖上者佳此草與女蘿相似以色黃如金而細如線者真若色紅紫粗類燈心者名女蘿又紫背浮萍亦名無根草與此別藥鑑無根金絲草莖細而赤無葉無根惟有青色細纍附于莖際蔓延極長多纏草木上其性涼味微甘利水治濕熱三四月採藥性考金絲草無根葉用苗此藥功在涼血散血故治癰疽腫毒諸

證味苦性寒吐衂崩便咳咯諸血服之能止解諸毒毒瘴癘疔癰
惡瘡　臺志利水通淋　葛祖方治狐臭騷氣辟汗愈瘧百草
鏡治癃淋濁痢帶下黃疸預解痘毒敷紅絲疔
消毒保嬰丹　王之才醫便凡小兒未出痘瘡者每遇春分秋分
日服一丸其痘毒即漸消化若止服一二次者出痘稀少若服三
年六次者永不出痘此方屢驗萬勿輕視　纏豆藤一兩五錢其
藤八月收取毛豆莢上纏繞細紅絲採取陰乾以此為君妙在此
藥上黑豆三十粒赤豆七十粒山查肉一兩新升麻七錢五分生
地黃荊芥防風川獨活甘草當歸各五錢連翹七錢五分黃連赤

芍藥桔梗各五錢牛蒡子一兩硃砂另研甘草同煮過去甘草一兩五錢苦絲瓜二個各長五寸隔年經霜者妙燒灰存性右藥為極細末砂糖拌匀共搗千餘下丸如李核大每服一丸濃煎甘草湯化下前項藥預備精料遇春分秋分或正月十五或七月十五日修合務要虔誠忌婦人孝服及雞犬貓見之合藥須淨室焚香向太陽祝藥云神仙真藥體合自然嬰兒吞服天地齊年吾奉太上老君急急如律令敕一氣七遍

慈惠小編治小便不通諸藥無效 金絲草一握同韭菜根頭煎湯洗小肚即通金絲草多附黃豆莽上無根無葉細絲如棕色近

水灘頭諸樹上皆有之

麥裏藤各麥地皆有臨安縣鄉間尤多四月採之莖纏麥上葉類神仙對坐草而畧尖微有毛葉對節生莖細節微紫葉小者佳葉大者無力

跌撲 張氏傳方以乾者一錢酒煎服

白毛藤

亦名天燈籠又名和尚頭草白毛藤生人家墻壁上莖葉皆有白毛八九月開花藕合色結子生青熟紅鳥雀喜食之 百草鏡白毛藤多生人家園圃中墻壁上春生冬槁結子小如豆而軟紅如

珊瑚霜後葉枯惟赤子纍纍綴懸墻壁間俗呼毛藤果採其藤乾之浸酒云可除骨節風濕痛止血淋瘧疾疝氣汁滴耳中止膿不乾入藥内保毒不大治癧痺用煑牛肉精者食之　清濕熱治黃疸水腫小兒蛔結腹痛　採藥志云性熱活血追風生血治鬼箭有效

風痛　楊氏驗方桑黃二兩白毛藤二兩切碎用紹興原壜酒六斤煎三炷香每日服一飯碗

黃疸初起　百草鏡白毛藤神仙對坐草大茵陳三白草車前草各等分白酒煎服

天毬草

大氣脬 不藥良方用白毛藤無灰酒服

天毬草

一名盒子草俗呼盒兒藤好生水岸道旁苗高三四尺葉如波斯花有小絨五月結實為毬毬内生黑子二片生時青老則黑每片渾如龜背又名龜兒草丹術家取其汁伏硫汞根伏雌雄 百草鏡鴛鴦木鼈一名水荔枝盒兒藤葉長尖有鋸齒蔓生水涯秋時結實狀似荔枝色青有刺殼上中有斷紋兩截相合藏子二粒色黑如木鼈而小 孫氏丹方盒子草子及葉有小毒蔓生岸旁葉尖花白子中有兩片如盒子 綱目附于榼藤後花實根形俱不

甚詳
性有小毒主蠱毒及蛇咬搗敷瘡上即愈　疳積初起百草鏡云
鴛鴦木鼈三錢煎服愈
敏按此草似預知子近時人罕用而吳氏遵程著從新以預知子
為近日所無直不知即天毬草也世不知用又草醫又易以他名

松蘿 松上寄生 楓上寄生附

山川志出武當山生高峯古木上長者丈餘
治蛇傷虎傷湯火烙傷及頑瘡等證　藥性考松蘿甘平能平肝
氣瞋怒痰熱溫瘧吐痢頭風頭瘡癭瘤結聚亦能探吐膈痰去熱

松上寄生　利水導痰除胸中熱

楓上寄生　汪連仕云吊殺猢猻一名上樹猢猻又名鐵角猻兒乃楓樹上風木藤至年遠結成連珠傀儡能追風不拘時刻酒蒸服加金雀根土當歸石床花根石蠶治癱瘓勾急之要藥

蛇莆藤

職方典產福寍莖細葉如猴耳

治喉齒百病

李頭藤

職方考產福寍其藤腐朽者可代香用

止嘔血活經絡

龍鬚藤

粤東小錄藤產東莞微細如髮直起數丈無一節常飛越數樹如千百游絲牽綴紅者名紅龍鬚紫者名紫龍鬚有五色然生無根蒂以織物投之即消釋不知所去土人以其藤和細土石灰塗釁糖釜其堅如鐵雖猛火不裂其花與子皆入藥浸酒服補筋骨祛風解毒能循脉絡無微不到

藥性考五色龍鬚藤細如髮生無根蒂挂樹長發

臭藤根

草寶云此草二月發苗蔓延地上不在樹間葉對生與臭梧桐葉相似六七月開花粉紅色絕類牽牛花但口不甚放開搓其葉嗅之有臭氣未知正名何物人因其臭故名為臭藤其根入藥本年者細小二三年者大如萊菔可用

治瘰癧用根煎酒數服自愈未破者潰已破者斂

李氏草秘云臭藤一名卻節對葉延蔓極臭煎洗腿足諸風寒濕拘攣不能轉舒如神

汪氏藥錄臭葡萄蔓延而生子如葡萄而臭治風又云野葡萄氣味重臭功能敗腸胃之癰

治風痛腸癰跌打損傷流注風火痺毒鬱氣洗疝合紫蘇煎湯汪連仕方

黃練芽

今人呼黃連芽春初采嫩芽生食之取其清香可口味帶苦澀如黃連故名亦可以鹽湯焯食漉出曝乾為鹽菜暑月食之 百草鏡此物藤生引蔓大樹上葉如桑寄生尖長柔滑頗光潤肥厚二三月枯枝生芽淡紅色如椿芽生食苦中帶甘入口生津安徽人家多醃以為菜與芹芽椿芽蘆芽並重 藥性考云葉似槐而尖嫩時採乾代茶勝茗木甚細膩苦中帶甘味似橄欖鹽食酸甜解

喉痛咽哽消熱醒酒舌爛口糜嚼汁可解

味苦濇性寒解暑止渴利便（食物宜忌）生津明目清積熱解毒藥檢

敏按方以智物理小識黄楝頭一名回味　俗呼黄連頭葉如椿樹大者合抱春採其葉味苦而甘皮可合香入藥治痢及霍亂綱目遺此未收如方氏所云則木也與百草鏡所云互異或地土有不同耶抑其物本有二種耶並存俟考

木龍藤

周益生家寶方藤出錢塘横山喜沿人家墻壁及石崖上土人多識之

治肺癰肚癰腸癰脇癰四證搗汁老酒沖服冬月以酒搗取汁二碗服立消

粵人呼樓葉產惠潮並非來自西洋

蔞油

按蔞即扶留藤

蔞即蒟也嶺南人取其葉合檳榔食令人名櫓葉用其葉封固甖半載收貯待用可留數十年非獨疏積滯消瘴癘治病亦夥惟西洋人有之

治手足紅腫或疼以蔞葉油揉擦用布包裹滴耳治耳痛刀傷刺傷以棉花浸蔞油貼裹傷處又治背癰及癤以葉貼之初起者即解散已成即潰散膿亦可敷貼楊梅毒瘡漏痔以上俱泰西應振

綱目拾遺　卷八

鐸本草補

花部

梅花 梅梗附

綱目載梅花無治方止言點湯煑粥助雅致而已食物宜忌云梅花味酸濇性平並無主治殆亦不知梅花之用入藥最廣而功效亦最大　百草鏡梅花冬蕊春開其花不畏霜雪花後發葉得先天氣最足故能解先天胎毒有紅白綠萼千葉單葉之分惟單葉綠萼入藥尤良採能不犯人手更佳含苞者力勝性寒或曰平味酸濇清香開胃散鬱煑粥食助清陽之氣上升蒸露點茶止渴生津解暑滌煩　談撰卉木皆感春氣而生獨梅開以冬蓋東方

動以風風生木故曲直作酸則酸者木之性惟梅之味最酸乃得氣之正北方水為之母以生之則易感故梅先衆木而華癸辛雜識梅花無仰開者蓋亦自能巧避風雪耳驗之信然粵志惟嶺南梅花最早冬至雷動地中則梅開地上蓋其時火之氣不足於地而發其最初之精華故梅開水之氣上足於天而施其最初之滋潤故雪落雪洩也從肅殺之中洩其一陽之精以為來春之生生者也雪深則水氣足梅早則火氣足火氣足而為天地陽生之始陰殺之終使萬物皆復其元梅之德所以為大天地一陽之復不可見見之于梅又其得氣之先也韶州梅長至已花臘月復開

粵中梅帶葉而花与他處異

尤盛有於舊蒂而作新花者其地屬嶺北故梅以臘以正月開氣盛則開而又開瓊州梅有六出者予謂梅五出者也五陽數也冬至一陽始復梅吐花得陽之先者今六出乃得陰數矣蓋以地氣而變苦於嚴寒故不用五而用六同于雪花也以梅為體以雪花為用人見其六而不見其五藏五在於六之中猶河圖之五在十中也河圖之一生水梅得水氣之先故花于冬至與雪同時雪者水氣所凝梅者水形所結卦皆屬坎水在天而凝雪水在地而發梅水之數六寒極則雪花與梅皆六出應其數也

花微酸濇無毒清頭目利肺氣去痰壅滯上熱本草原始安神定魂

解先天痘毒及中一切毒

瘰癧　雞蛋開一孔入綠萼梅花將開者七朶封口飯上蒸熟去花食蛋每日一枚七日全愈

唇上生瘡　赤水玄珠白梅瓣貼之神效如開裂出血者即止

紫金錠　宜端午日製合飛硃砂紅芽大戟處州山茨菇千金霜川文蛤淨粉草河車以上六味各二兩珍珠琥珀明雄黃氷片陳金墨各五錢梅花蕊犀牛黃各一兩川麝香四錢右各藥為末乳篩極細以糯米粉糊杵為丸研用

稀痘神方　白梅花蕊三錢採飽綻者須預備曬乾生地黃三錢

當歸三錢生甘草一錢臍帶小兒自己落下時去灰或礬新瓦炙存性研末極細同煎濃汁濾清熬膏作一日吃完小兒永不出痘

萬病回春載尹蓬頭混元丹治小兒諸虛百損用梅花合混元丹注梅花解毒痘先天之毒

九仙奪命丹集聽云又名十聖丹治七十二般無名腫毒惡瘡流注火痺等證硃砂三錢雄黃乳香沒藥各二錢石膽礬銅青各一錢五分氷片一錢枯礬熊膽各飛過黃丹各一錢五分蜈蚣蚯蚓各二條殭蠶二條微炒黃色去嘴梅花一升寒水石一錢麝香一錢五分血竭二錢蟾酥一錢白官硼一錢硼砂一錢全蝎九個

蝸牛七條牛黃一錢以上二十三味研極細末以硃砂一錢五分為衣其修合之法先將蟾酥用乳汁化開共為丸如丸不起略加麪糊如桐子大每服一丸令病人口嚼生葱一根咽下又嚼一根極爛吐在手心上裹藥用滾熱老酒吞下量冷煖時候盖被出汗如病人不能嚼人代嚼之亦可如無汗再服一丸自愈凡諸毒醫遲毒走攻心必不可救若汗來遲以熱酒催之不可以手摸摩患處如癢以舊木梳梳之自止

稀痘集聽用綠萼梅花七朶須預養于花瓶内春分日摘花半開者只用淨瓣搗爛白糖三匙滾水服之毒即全消免出痘矣小

兒滿月後即可服

梅花點舌丹 集驗治一切疔毒及惡瘡初起天行瘟毒咽喉腫痛等證輕者二粒重者四粒先用無根水送下次取一粒含于舌下化之乳香去油二兩珍珠豆腐煑過六分沒藥去油京牛黃苦葶藶硃砂各二錢熊膽六分硼砂二錢片腦一錢蟾酥二錢人乳泡血竭二錢另研沈香一錢麝香六分雄黃二錢水飛白梅花陰乾一錢二分共為細末用人乳汁化蟾酥丸黍米大金箔為衣

預稀痘疹不藥良方每年臘月清晨摘帶露綠萼梅蕊一百加上白糖搗成小餅令食之

三花丹　赤水元珠將出痘時用之能稀痘梅花桃花梨花取已開未開盛開者陰乾為末等分兔腦為丸雄黃為衣用赤小豆菉豆黑大豆湯送下

梅桃丹　赤水元珠治痘已出未出不起不發隱在皮膚並治癍證淋證用梅花一兩桃仁辰砂甘草各二錢絲瓜五錢為末每服五分參蘇湯下

痘不問前後凡黑陷咬牙寒戰用梅花六錢川山甲一兩仙靈脾五分麝香一錢為末每服三五分呀牙寒戰加入牙二三釐內托散送下

青梅散　錫山衣德堂稀痘良方用生青果核七個打碎去仁晒乾研細末不宜火焙又不宜沾生水再用玉蝶梅花二十一朶去蒂共白蜜兩茶匙搗濃恰交春分時與小兒服永不出痘卽出亦不過三粒此方傳自江寗王培德家已九世無痘殤之兒真異方也

二氣丸　新安汪偉公先生傳其家親友凡小兒服此丸永不出痘其方卽前稀痘神方臍帶白坎氣梅花先天之氣故名二氣丸

七仙丹　張琰種痘新書治痘氣血兩虛灰白水泡痒塌等證黃芪二兩人參一兩甘草五錢紫河車一兩梅花一兩五錢鹿茸一

兩天靈蓋一個共為末每服八九分用内托散煎湯送下氣實者
加山查陳皮各五錢
二花散　種痘新書云能起五陷黃蠟梅花素心者尤良陰乾不
拘多少去毛殼礶盛聽用桃花陰乾山查去核炒為末小絲瓜陰
乾為末陳皮去白人參黃芪炙甘草炙硃砂紫河車酒洗去筋蒸
焙乾鹿茸酒酥炙山川甲取首尾四足者炒仙靈脾去四弦剌酒
焙人牙火煅韭汁焠七次天靈蓋洗淨去酥各為末用　按綱目
梅花條下並無主治而于蠟梅花下亦僅言解暑生津而已不知
蠟梅並非梅種其主治亦廣不僅乎治痘也

龍腦膏　種痘新書云治痘出未透心狂見鬼陷伏等證用梅花不拘多少曬乾為末加氷片少許共研為末以豬心血和勻為丸狂譫者燈心湯引紫陷者以紫草煎湯調之加酒數匙化之

絕痘　楊春涯驗方用南方綠萼梅蕊未放採藏風乾逢四時八節前一日用雞蛋一個打孔入蕊紙糊好飯上蒸熟吃數次永不出痘即出亦稀

解痘毒　劉氏得效方立春前後三日採紅梅蕊半含半開者去蒂放鍾內磁碟蓋住一週時足氣汁升上用新擂盆未經五辛者擣研如泥擊成餅樣加明硃砂水飛一錢勻摻于上緩緩研勻再

加白蜜少許丸如彈大臘半乾金箔為衣過四絕日每服一丸甘
草湯下忌鐵器葷腥服後當日晚間微微發熱次日遍身發出細
瘰是其驗也
種福堂方梅花丸治痘疹有起死回生之功又換痘丹中梅蕊犀
角麻黄膏並用
朱禹功仙傳稀痘方赤豆黑豆綠豆各一兩研末入新竹筒中削皮
留節鑿孔入藥杉木塞緊用蠟封固臘月浸廁中一月取出風乾
每藥配梅花片三錢每服一錢以經霜絲瓜藤筋煎湯下神效
千里梅花丸途中備用醫學指南用枇杷葉乾者葛末百藥煎烏

梅肉蠟梅花甘草各等分為末用蠟化開投蜜每蠟一兩加白蜜二錢和藥末搗二三百下丸如雞豆實大夏月長途含化一丸津液頓生寒香滿腹妙不可言

梅梗 諸梅樹皆可用以綠萼者佳凡梅有氣條青翠色此條無葉止光梗出枝罅薛徵君生白曾言用以通上下膈氣有效此氣條而非梗也用梗以帶葉枝者入藥綱目梅部載梅實及核仁根葉獨不及梗 保産神效方集聽云凡婦人三月久慣小產百藥不效者以梅梗三五條煎濃湯飲之復飲龍眼湯無有不保者

雪荷花 雪芝 雪裡花

産伊犂西北及金川等處大寒之地積雪春夏不散雪中有草類荷花獨莖亭亭雪間可愛戊戌春予于史太守處親見之較荷花畧細其瓣薄而狹長可三四寸絶似筆頭云浸酒則色微紅彼處土人服之為助陽要藥　憶舊遊詩話雪蓮花不易得雪深處有之形似蓮花高可尺許取以釀酒倍增春色蓋陰極而陽生之意耳亦産巴里坤等處　西北域記雪蓮産積雪中一莖並蒂浸酒色碧性熱人稱其功同仙茅枸杞而不知其禍乃同于砒鴆也蝦蟇比蓮尤甚　予甥屠潤南自哈密回帶有雪荷花因訪其功效據言其地有天山冬夏積雪雪中有蓮以産天山峯頂者為第一

然不可得山腰次之其生也有雌雄土人採乾之成對以市性大熱能補陰益陽老人陽絶者浸酒服能令八十者皆有子蓋此物産于極冷之地乃陰極陽生故也　柑園小識雪蓮生西藏藏中積雪不消暮春初夏生于雪中狀如雞冠花葉逼肖花高尺許雌雄相並而生雌者花圓雄者花尖色深紅性大熱能除冷疾助陽道豪家爭致之以治房中之藥　灤陽消夏錄塞外有雪蓮生崇山積雪中狀如今之洋菊名以蓮耳其生必雙雄者差大雌者小然不並生亦不同根相去必一二丈見其一再覓其一無不得者蓋如兔絲茯苓一氣所化氣相屬也凡望見此花默往採之則獲

如指以相告則縮入雪中杳無痕迹即劚雪求之亦不獲草木有知理不可解土人曰山神惜之其或然歟此生寒極之地而性熱二氣有偏勝無偏絕積陰外凝而純陽内結坎卦以一陽陷二陰之中剥復二卦以一陽居五陰之上下是其象也然浸酒為補劑多血熱妄行或用合媚藥其禍尤烈蓋天地陰陽均調萬物乃生人生陰陽均調百脉乃和故素問曰亢則害承乃制自丹溪立陽常有餘陰常不足之説醫家失其本旨往往以苦寒伐生氣張介賓輩矯枉過直遂偏於補陽而參耆桂附流弊亦至于殺人是未知易道扶陽而乾之上九亦戒以亢陽有悔也嗜慾日盛羸弱者

多温補之劑易見小效堅信者遂衆故余謂偏伐陽者韓非刑名之學偏補陽者商鞅富強之術初用皆有功積重不返其損傷根本則一也雪蓮之功不補患亦此理矣

性大熱治一切寒證

治痘不起發及悶痞悶痘止用一辦入煎藥中立效屢試皆驗陳海曙云

雪芝　南中紀聞衡岳間有之乃氷霰所結歳久蒸積而成產陰崖絕壁間晶瑩如玉懸挂峻坂非攀蘿捫級不可擷取

療肺疾降火清心

雪裏花　朱楚良在鎮海土人有采雪裏花者冬月嚴寒此花始生在招寶山龍潭旁環渚而發苗甚短小如六月雪狀高不過二寸許每雪時開白花如豆大土人采之乾之入藥

敷痔瘡　以雪裏花為末濕者乾摻乾者麻油調搽一二次其痔即消縮

催生蘭

關涵嶺南隨筆報喜遇吉事始開種法以空為根以露為命與風蘭同　粵志一名報喜蘭之族並非風蘭也花如蠟梅而色紅紫香味亦同每莖作七八枝懸樹間勿侵地氣遇有吉事則開寤生

者以花懸户上卽生

主催生

水仙花

能去風澤肌膚潤毛髮治五心煩熱嘈雜不盃同荷葉芍藥爲末服

珠蘭

藥性考珍珠蘭味辛窨茶香郁其根有毒可磨敷癰癤　今名雞爪蘭花經云真珠蘭一名魚子蘭枝葉似茉莉花發長條細蕊與建蘭同時香亦相似而濃郁過之好清者取其蕊焙茶尤妙但性

毒止可取其香氣故不入藥張篁士云中條山有老道士教人治狐魅有一女子為雄狐所祟教以用珠蘭根搗爛置床頭俟狐來交時塗其莖物上狐大嗥竄去次日野外得一死狐道士云此根狐肉沾之即死性能毒狐尤捷效也

玫瑰花

有紫白二種紫者入血分白者入氣分莖有刺葉如月季而多鋸齒高者三四尺其花色紫入藥用花瓣勿見火　百草鏡云玫瑰花立夏前採含苞未放者陰乾用忌見火

氣香性溫味甘微苦入脾肝經和血行血理氣治風痺　藥性考

云性溫行血破積損傷瘀痛浸酒飲自效

治吐血玫瑰膏救生苦海用玫瑰花一百朵初開者去心蒂河水二碗煎半去渣和勻共有碗半復煎至一碗白糖一觔收成膏不時服之　噤口痢用玫瑰花陰乾煎服　乳癰玫瑰花七朵母丁香七粒無灰酒煎服自愈　腫毒初起百草鏡玫瑰花去心蒂焙為末一錢好酒和服　乳癰初起鬱證宜此百草鏡玫瑰花初開者陰乾燥者三十朵去心蒂陳酒煎食後服　肝胃氣痛用玫瑰花陰乾沖湯代茶服　新久風痺百草鏡玫瑰花去淨蕊蒂陰乾三錢紅花全當歸各一錢水煎去渣好酒和服七劑除根永不再

發　吐紅集聽用玫瑰花不拘多少去蒂搗汁熬膏貯瓶內每早空心茶匙挑四五匙白滾水沖服一二日即愈　少林拳經玫瑰花能治跌打　風痺藥酒救生苦海用白槿花大紅月季花玫瑰花去蒂各一兩鬧羊花五錢風茄花五朵龍眼肉北棗肉各一兩紹酒五壺浸封七日隔水煮之罈上置白米一撮米熟成飯為度取出每服二三杯蓋煖臥避風即愈

保真丸　朱排山柑園小識保真丸能通經絡和百脉壯腰腎健脾胃加飲食健步履除一切痼疾能固真元用玫瑰花去蒂旁瓣以竹紙糊袋袋之薄攤曬乾取淨末一斤不宜見火此花色能益

血香能補氣妙難盡述補骨脂一斤淘淨泥土用甘朮茯苓各五錢煎汁一碗拌曬以汁盡曬燥炒兔絲子一斤用芎歸芍生地各五錢煎汁去渣以汁煮兔絲子候吐絲為度曬乾炒胡桃仁六兩連皮搗如泥杜仲四兩鹽水炒去絲韭子四兩淘淨微火炒各為細末煉蜜為丸如桐子大每晨空心白湯服四錢忌食羊肉芸臺並諸血一方加魚膘四兩男婦共服之可以種子極效有加鹿角膠枸杞子

金雀花

一名黃雀黃似六月雪而本高正二月開花黃色梗有刺根入藥

花鏡金雀花枝柯似迎春葉如槐而有小刺仲春開黃花其形尖蒴開兩瓣勢如飛雀可愛其花鹽湯焯過烘乾入茶供　百草鏡金雀花入山土中雨水時開花色黃而香形酷如雀白花者名銀雀最難得其莖有白點花後發葉碎小葉下有軟刺取根入藥去外黑皮及內骨用别有霞雀花更不可得　嘉興府志金雀一名飛來鳳鹽浸可以點茶　成化四明志金雀兒花産奉化　丁未余館奉化劉明府署時明府幼孫患痘不起發醫用金雀花詢其故云此藥大能透發痘瘡以其得先春之氣故能解毒攻邪用花

性平和血祛風入肝脾二經亦入乳癰用　百草鏡跌撲傷損以金雀花乾者研一錢酒調下

根治跌打損傷又治咳嗽煖筋骨療痛風性能追風活血通血脈消結毒　濟世良方金雀根搗汁和酒服渣敷傷處治跌打損傷

建蘭花 葉根附　草蘭

建蘭有長葉短葉濶葉諸種其花備五色色黑者名墨蘭不易得乾之可治瞽目能生瞳神治青盲最效紅花者名紅蘭氣臭濁不入藥黄花者名蜜蘭可以止瀉青色者惟堪點茶或蜜浸取其甘

芳通氣分素心者名素心蘭入藥最佳蓋建蘭一莖數花實蕙而非蘭也綱目以熏草為蕙即今零陵香於蘭草下正誤條申言蘭草可佩乃孩兒菊古名都梁香是也且斥寇氏丹溪二家所解蘭草混入世俗之蘭花為非而以蘭花為幽蘭與蘭草迥別然何以不立幽蘭一條不能無缺略之憾因急補之

素心建蘭花乾之可催生除宿氣解鬱蜜漬青蘭花點茶飲調和氣血寬中醒酒　閩小記建寍人家以蜜漬蘭花冬月點茶芳香如初摘

葉　丹溪云建蘭葉稟金水之氣而似有火不知其能散積久陳

鬱之氣甚有力今時醫用以通舒經絡宣洩風邪亦佳　本草滙云蘭葉稟金水清芬之氣似有火獨走氣道入西方清辛金不獨開胃清肺消痰善能散積久陳鬱之結氣令人但賞花香不知用葉亦缺典耳況藥味載内經甚少蘭獨擅名所謂治之以蘭除陳氣也故東垣方中常用之與藿香枇杷葉石斛竹茹橘紅為開胃氣之神品入沈香鬱金白蔻蘇子蘆根汁下氣開鬱治噎膈之將成者産閩中者力勝江浙者力薄

辛平甘寒陰中之陽入手太陰足陽明經亦入足太陰厥陰經生津止渴開胃解鬱潤肌肉調月經養營氣本經主利水道因其走

氣道故能利水消渴除胸中痰癖殺蠱毒不祥之氣蓋肺主氣肺氣鬱結則上竅閉而下竅不通胃主納水穀胃氣凝滯則水穀不以時化而為痰癖蠱毒不祥之氣辛平能散結滯芬芳能除穢惡則上證自除本草滙

按綱目蘭草條不指幽蘭而本草滙草部有蘭草所言皆指建蘭即瀕湖所云幽蘭是也今從其說補之

根名土續斷治跌打和血　物理小識幽蘭建蘭根宜入藥其花可茹其葉以浸油黑髮　五雜俎蘭根食之能殺人忌內服物理小識都梁蘭根名土續斷當是此也

治痰嗽後吐血　劉羽儀經驗方云先痰嗽而後吐血氣急者用天冬麥冬生地白芍紫菀山梔桑皮地骨皮等藥如氣急去天冬加真蘇子取蘭花根搗汁沖服尤妙　江夏程雲鵬著慈幼筏痘門載清地散花飲凡痘見標三日此方主之有夾疹者加蘭花根額上灰滯色加菊花蘭花梅花或蘭花根亦可又玉液春膏飲中治背漿不足加酒炒土蘭花

草蘭　葉短而狹小春花者名春蘭秋花者名秋蘭皆一幹一花有一幹數花者名九節蘭其萼中無紅斑點色純者名草素尤香入藥以一幹一花者良

草蘭　金蓮花

根　治瘋狗咬行篋檢秘取根四兩水浄入黄酒二碗煎成一碗服完其毒卽從大小便化血而出

金蓮花

杭州韜光寺小池亦生此花

羣芳譜出山西五臺山塞外尤多花色金黄七瓣兩層花心亦黄色碎蕊平正有尖小長狹黄瓣環繞其心一莖數朶若蓮而小六月盛開一望徧地金色爛然至秋花乾不落結子如粟米而黑其葉緑色瘦尖而長五尖或七尖　五臺山志有旱金蓮如真金挺生陸地相傳是文殊聖蹟　張壽莊云五臺山出金蓮花寺僧採摘乾之作禮物餉客或入寺獻茶盞中輒浮一二朶如南人之茶

蒴然云食之益人　查慎行入海記旱金蓮花五臺山出瓣如池蓮較小色如真金曝乾可致遠有分餉者以點茶一甌置一朵花開沸湯中鮮新可愛後扈從出古北口塞外山多有之開花在五六月間一入秋莖株俱萎矣　金蓮花出五臺山又名旱地蓮一名金芙蓉色深黃味滑苦無毒性寒治口瘡喉腫浮熱牙宣耳疼目痛煎此代茗

明目解嵐瘴又治疔瘡大毒諸風山海草函

佛桑花

粵語佛桑枝葉類桑花丹色名朱槿一名福桑又名扶桑重臺樓

尚有白色者

者曰愛老多以為蔬綱目木槿後有扶桑條止載外治故補之

吳震方嶺南雜記扶桑粵中處處有之葉似桑而畧小有大紅淺紅黃三色大者開泛如芍藥朝開暮落落後復開自三月至十月不絕佛桑與扶桑正相似而中心起樓多一層花辦令人以扶桑佛桑混一非也紗緞黑退變黃搗扶桑花汁塗之復黑如新潤容補血粵語美顏潤血陳述齋云朱槿花蒸醋食之粵中婦女多以此美姿粵人喜食紅姜以朱槿同姜入醋即成

敏按兩粵瑣語載朱槿與佛桑皮微有異云朱槿一名日及亦曰舜英葉如桑光潤而厚高止四五尺而枝婆娑自仲春花至仲冬一叢之上日開數百朶朝開暮落色深紅五出大如蜀葵瓣捲起

勢若飛颺層出如樓子有蕊一條比瓣稍長上綴金屑日光所爍疑有火焰粵女多種之插枝即生蘇子瞻詩焰焰燒空紅佛桑謂朱槿也然佛桑又有殷紅水紅黃紫各色比朱槿差小稱小牡丹四時有花白者以為蔬菜甜美可口女子食之尤宜據陳述齋所云則佛桑與朱槿一類而二物要其功用亦不甚遠故粵語以為即朱槿今並附錄其功用以補李氏所未備

、鉢囊花

出五臺及九華花淡紅色萼似黃葵花開葉上

寶珠山茶

雲溪方以落地花仰者為貴山茶多種以千葉大紅者為勝入藥

百草鏡山茶多種惟寶珠入藥其花大紅四瓣大瓣之中又生碎瓣極多味濇二月採陰乾用之若俱是大瓣千葉者名洋茶不入藥草瓣者亦不入藥羣芳譜寶珠山茶可代鬱金研末麻油調塗湯火傷灼

味微辛甘性寒破血消癰跌打吐血證用之又治腸風瀉血湯火傷火傷鼻衄灸瘡均焙研七朶空心酒服　百草鏡云涼血破血止血濇劑也消癰腫跌撲斷久痢腸風下血崩帶血淋鼻衄吐血外敷灸瘡　赤痢救生苦海用大紅寶珠山茶花陰乾為末加白

糖拌匀飯鍋上蒸三四次服　鼻中出血何明遠方千葉大紅山茶花二三月採陰乾用時取五六朶煎服即止　又張氏必效方鼻衄用寶珠山茶大紅者焙研三五錢砂糖湯和服　吐血咳嗽不藥良方寶珠山茶瓦焙黑色調紅砂糖日服不拘多少　又方寶珠山茶十朶紅花五錢白芨一兩紅棗四兩水煎一碗服之渣再煎服紅棗不拘時亦取食之　蔣儀藥鏡拾遺賦山茶花吐血衄血腸風下血之良將　宋春暉云曾見有人患乳頭開花欲墜疼痛異常有教以用寶珠山茶焙研為末用麻油調搽立愈　痔瘡出血汪子明方用寶珠山茶研末沖服

粉團花

有大小二種其花千瓣成簇大者曰玉粉團初青後白小者曰洋粉團青色轉白白後轉紅藍色入藥用大者

性寒熏臭蟲同水龍骨雷公藤和燒熏之立除百草鏡

腎囊風姚伯玉方用粉團花七朵水煎洗又方用蛇床子墻土野莧璛球花煎湯洗之良方集要

根治喉爛傳效方取入土內者好醋磨以翎毛醮掃患處涎出愈

玉簪花

綱目玉簪條載根葉之用獨不言其花令人取其含蕊實鉛粉其中飯鍋上蒸過云能去鉛氣且香透粉內婦女以勻面無黖痣之患其葉乾之熏壁蝨絕跡

花性微毒治小便不通彙集方玉龍散中用之

治癬第一靈丹　寶誌遺方鮮玉簪花三百朵為泥母丁香六兩沈香四兩氷片三錢麝香三錢山西城磚十二兩共為末用真麻油三斤半熬熟陳年石灰半斤至滴水成珠為度候冷收磁礶內黃蠟封固埋土內二十一日取出敷患處自愈此藥可久貯勿使泄氣

治杖破　用玉簪花手排熟貼傷處愈

清涼膏張卿子秘方貼耳風毒大黃黃柏黃連黃芩鬱金皮硝
白芨獨脚蓮天花粉玉簪花共研細末雞子清調敷留頂

二香追毒飲張卿子秘方治肚心癰羌活連翹紫蘇甘草白芷
防風銀花天花粉肉桂黃耆乳香木香沈香芍藥生地枳殼黃芩
柴胡前胡茯苓玉簪花水煎食後服

玉龍散醫學指南治小便不通用玉簪花蛇蜕各二錢丁香一
錢共為末每服一錢酒調送下

山海草函玉簪花入韶粉內敷疳瘡蛀梗

紫茉莉　蕪湖閒稱為夜飯花

此草二三月發苗莖逢節則粗如骨節狀葉長尖光綠前銳後大小暑後開花有紫白黃三色又有一本五色者花朝開暮合結實外有苞內含青子成簇大如豌豆久則黑子內有白粉宿根三年不取大如斗菊味微甘類山藥　陳扶摇花鏡紫茉莉一名狀元紅本不甚高但婆娑而蔓衍易生葉似蔓青　按紫茉莉入夏開花至深秋未已白花者香猶酷烈其花見日即斂日入後復開亦不經久一日即萎西人有食之者去其外皮鹽漬以佐饌云能去風活血無濁淋等證然其性秉純陰柔中帶利久食恐骨軟陽虛

人尤忌之性惡鐵凡取用鐵器
根治乳癰白濁花可浸酒子名玉山柰取其粉可去面上癍
痣粉刺性寒藥性考

野薔薇

百草鏡山野與家種無異但形不大花皆粉紅色單瓣無千葉者
春月山人採其花售與粉店蒸粉云其香可辟汗去黯黑花鏡
野薔薇一名雪客葉細而花小其本多刺蔓生籬落間花有純紅
粉紅二色皆單瓣不甚可觀但香最甜似玫瑰人多取蒸作露採
含蕊拌茶亦佳患瘧者烹飲即愈

六研齋筆記通元子服餌法春時食薔薇嫩頭一月卽可每日服信三釐漸增至一分卽可入水坐卧不病如是經年卽可蠟塗身體挾利刄潛遊江湖刼睡龍之珠得珠而行空自如觸石無礙三界八寰可縱浪矣此飛仙之業也而始于嚙薔薇頭談此于客未有不胡盧而笑者

花治瘧　伍涵芬讀書志白野薔薇花拌茶煎服可驅瘧鬼　婦人鬱結吐血　劉克中云香烈大耗真氣虛人忌服之　根治肺癰吐膿痰酒煎服　口瘡煎湯漱口　子名石珊瑚治産後軟癱　婦人禿髮用薔薇嫩頭枝同猴薑煎汁刷之

秋海棠

嶺南隨筆海棠本無香惟清遠歸猿洞秋海棠肇慶羚羊峽春海棠其香特盛　羣芳譜一名八月春草本花色粉紅甚嬌艷葉緑如翠羽此花有二種葉下紅筋者為常品緑筋者開花更有雅趣大觀録秋海棠亦名斷腸草其根葉有毒犬馬食之即死浸水花水飲之害人　漳州府志秋海棠每歲生苗其莖甚脆葉背作有紅亂紋云是相思血也相傳昔人有以思而噴血階下遂生此故一名相思草其花一朵則旁生二朵二生四四生八具太極象雅艷異常　花鏡秋海棠一名八月春為秋色中第一本矮而葉

大背多紅絲如胭脂作界紋花四出以漸而開至末朵結鈴子生
枒枝間花嬌冶柔媚其異種有黃白二色一名斷腸花　周開鄄
云秋海棠俗傳其花中黃心有大毒人食多死予一日懵食此驚
惶一夜倉卒旅邸無藥可解但委命聽之而已次日亦無恙丁憲
榮云秋海棠葉初生山左小兒爭採食之味微酸生津能益唇色
如塗朱然則其無毒可知　藥性考海棠喜背陰而生故性寒凡
大熱證可用
味酸性寒無毒和蜜搽面澤肌潤肉其餘搗汁治咽喉痛藥性考
百草鏡云擦癬殺蟲用葉　花浸蜜入婦人面藥用　物理小識

白銀以烏梅三葉酸秋海棠葉皆可

海棠蜜 救生苦海紅秋海棠採花去心白蜜拌匀蒸曬十次合化為度冬月早晨洗面後敷之能令色艷并治吹花癬痱癗 慈航活人書有製海棠蜜法上白蜜一大杯紅秋海棠現取花片用拌入蜜内將花畧搗爛日日曬或蒸數次自爛如泥其蜜色如海棠或加入好芙蓉粉少許光絶可愛且免面皮凍裂

茶菊

茶菊較家菊朵小多心有黄白二色杭州錢塘所屬良渚檜葬地方鄉人多種菊為業黄色者有高脚黄等名色紫蒂者名紫蒂盤

桓白色千葉者名千葉玉玲瓏徽人茶鋪多買焙乾作點茶用常中丞安宦遊筆記鳳凰山産菊花不甚大蒂紫味甘取以點茶絶佳又浙省城頭一帶産菊名城頭菊皆生城上石縫中至秋開花花小于茶菊香氣沁腹點茶更佳此則茶菊之野生者性味不同臨安山中所産一種野菊名金鈴菊花小如豆與城頭菊彷彿山人多採入藥鋪作野菊花用實與野菊又不同野菊食之瀉人而金鈴不作瀉野菊辦疎此則辦密為别也瀕湖綱目菊分家野而此數種獨未言及今杭俗以茶菊作餉遺客為用最廣予故不惜覼縷言之兼補瀕湖所未備焉　百草鏡云甘菊即茶菊出浙

江江西者佳形細小而香產於亳州者不可用白而微臭近日杭州筧橋安徽池州紹興新昌唐公市湖北黃州皆產入藥用陰乾者去蒂以白朮枸杞子地骨皮為使反河鲀及無鱗魚園菊花大不入藥止可裝枕去風其根治疔腫卻效　羣芳譜一名真菊一名菊一名荼菊花正黃小如指頂外尖瓣內細萼柄細而長味甘而辛氣香而烈葉似小金鈴而尖更多椏枝氣味似薄荷枝幹嫩則青老則紫實如葶藶而細種之亦生苗人家種以供蔬茹凡菊葉皆深綠而厚味極苦或有毛惟此葉淡綠柔瑩味微甘咀嚼香味俱勝擷以作羹及泛茶極有風致　萬歷嘉善縣志花黃梗紫

為甘菊最良野菊叢生花小性涼家菊花大氣弗聚矣　黃茶菊以紫蒂為佳明目去風搜肝氣治頭暈目眩益血潤容入血分食物宜忌黃菊花即甘菊味苦微甘性平益肺腎去風除熱補血養目清眩運頭風　白茶菊千葉者佳通肺氣止欬逆清三焦鬱火療肌熱入氣分其根治疔腫喉疔喉癬　海寧出茶菊名金井玉欄杆其花心黃邊白點茶絕佳　聖惠方云黃甘菊雖能燥濕祛風亦能助火泄氣

性平專入陽分治諸風頭眩解酒毒疔腫

王阮亭居易錄云四川提督吳英說昔得撲打損傷秘方雖重傷

瀕死但一絲未絕灌下立醒其方以十一月采野菊花連枝葉陰乾用時取一兩加童便無灰酒各一碗同煎熱服

紅絲疔立效驗方以白菊花葉無白者別菊亦可冬月無葉取根加雄黄錢許蜒蚰二條共搗極爛從頭敷至絲盡處為止用絹條裹緊隔夜即消真神方也

城頭菊朱排山柑園小識杭城石罅生菊枝葉極瘦小九月開花如豆香而且甘雍正初禁人采取以充貢品宮闈以作枕城上之菊既為野生而味甘亦一異也蘇頌圖經云有一種開小小花瓣下如珠子謂之珠子菊豈即此歟

明目去頭風喉痺癰毒涼血其枝葉鮮者生搗罨疔瘡并服其汁兼治蛇咬瘰癧梅瘡眼瘜煎洗天泡瘡亦效

金鈴菊　百草鏡云采花乾之作枕除頭風目疾内熱洗風火眼止熱瀉搗罨一切腫毒諸蟲咬螫有效胃虛便滑無實熱者忌用以其苦寒傷胃能作瀉也　羣芳譜載金鈴菊花小如鈴其幹長與人等凡菊葉皆五出此葉獨尖長七出花與葉層層相間不獨生于枝頭此乃家種金鈴菊非野生金鈴菊也然功用要亦彷彿

金箭頭　馬伯州菊譜花長而末銳枝葉可茹名金箭頭又名風藥菊專治頭風較他菊十倍

金鈴菊　金箭頭　菊米　菊根　睡蓮

菊米　處州出一種山中野菊，土人采其蕊乾之，如半粒菜豆大，甚香而輕圓光亮，云敗毒散疔，去風清火，明目為第一。產遂昌縣石練山。

菊根　張介賓本草正云：白菊根善利水，擣汁和酒服之，大治癃閉。瘰癧未破，醫學指南：採野菊根擣爛，煎酒服，渣塗上，自消，不消自破。

睡蓮

廣志：睡蓮布葉數重，葉如荇而大，花有五色，當夏晝開，夜縮入水底，晝復出，與夢草晝入地夜復出相反。廣州有之。諺曰：毋佩睡蓮

使人好眠綱目蔬部載睡果而睡蓮獨遺故補之　張瀲大觀錄

綽菜夏月生于池沼之間葉類茨菰根如藕條食之令人睡　睡又

名暝草嶺南雜記睡蓮菜一名瑞蓮花瓣外紫内白幹如釵股

心似雞頭以水淺深為短長日沈夜浮必雞鳴採之始得出高州

人佩之多好眠廣志清香爽脆消暑解醒嶺南雜記

瑞香花

粵語乳源多白瑞香冬月盛開如雪名雪花刈以為薪雜山蘭芎

藭之屬燒之比屋皆香其種以攣枝為上有紫色者香尤烈雜衆

花中衆花往往無香皆為所奪一名奪香花乾者入藥用綱目芳

草内瑞香條止載其根治急喉風用白花者研水灌之亦不言其花之功用故補之

稀痘治乳巖初起

藥性考瑞香花蘸糖餞芳甘清利頭目齒痛宜含

子午蓮

綱目水草部入蘋以為此即大葉之蘋也古人食品祭用蘋蘩即此今浙人呼為子午蓮生水澤陂陂蕩中葉較荷而小缺口不圓入夏開白花午開子歛子開午歛故名採花入藥

治小兒急慢驚風煎湯服用七朶或十四朶杭城張子元扇店施

此救人多年矣

十姊妹

一名佛見笑汪連仕云取其根下陰乾爲末蜜糖湯調服治傷寒危篤立效乃元升觀之秘方

桃金孃

粵志草花之以孃名者有桃金孃叢生野間似桃而色倍頳中莖純紫絲綴深黄如金粟名桃金孃八九月實熟青細若牛乳狀産林林今廣州亦多有之粵歌云攜手南山陽采花香滿筐妾愛留求子郎愛桃金孃　花鏡金絲桃一名桃金孃出桂林郡花似桃

十姊妹　桃金孃　假素馨

而大其色梗赬中莖純紫心吐黃鬚鋪散花外儼若金絲八九月
實熟青紺若牛乳狀味甘可入藥用如分種當從根下劈開仍以
土覆之至來年移植便活

花　行血

子味甘入脾養血明目

假素馨

出廣中青藤仔花也　粵語青藤仔葉長三四寸多芒刺莖大如
指而堅韌人家日用之猶北地之用柳條

煎湯洗瘡疥良

雨韭

汪連仕草藥方云雨韭生水澤旁即青茨菇花去濕之功同茵陳散一切疔腫清痔漏明目

玉蘭花

瀕湖綱目集解下惟云有花白者人呼為玉蘭並不另立主治即辛夷亦用苞蕊不及其花之用也今乘龍柏藥性考補之

性溫香滑消痰益肺和氣蜜漬尤良

痛經不孕良方集要玉蘭花將開未足每歲一朵每日清晨空心水煎服

金鳳毛

汪連仕云今人呼翠翎草翠遶如翎葉細塌地而生與翠雲草鳳尾不同敏按此種即蔦蘿今人編竹為亭臺植之盆中秋開大紅小花者是也

治耳疔痔漏

丁香花

未詳形狀藥性考

味辛微溫審茶弔露清利頭目

梧桐花

山海草亟治杖丹癩頭湯火傷

千金花

此即千金草花千金草即本經蘭草今所呼孩兒菊肴頭草是也二月宿根再發紫莖素枝赤節綠葉對節生光澤有姿嫩時可挼可佩八九月漸老枝頭成穗作花紅白狀似雞蘇久之花瓣轉白絨裂如毬毬中有子一粒絨著子上色黑味苦臭者氣烈即千金花也瀕湖僅載其葉之用本草乘雅云以千金花煮酒臭類木香苦甚黃連用治滯痢獲效頗捷予故采其說入花部以補所未備花氣香味苦浸酒治滯下以其能開辟不祥利水道宣氣四達之

功耳

罌粟子油佛前舊供花

物理小識能周精

佛前舊供花　雲谷醫抄治臁瘡爛腿用佛前多年陳久供花取來用香油浸貼即愈

果部上

延壽果

乃鹿銜草之子又松潘衛志有延壽果云果生于土味甜似山藥並無樹果此或名同而物異也 按鹿銜草千金方名鹿藥草其葉大而面綠背青者為真蘇恭言有大小二種保昇言葉如芫蔚叢生有毛者吳風草也此草惟生于秦地者有子土人名曰延壽果 仁恕堂筆記張掖河西地有草根一種形如黃連盤根屈曲邊人取之實籩豆用之供餽遺名延壽果又稱鹿跑草其味甚甜理血中邪濕溫補下元去風痺歷節痛小兒食之定驚悸 三邊紀畧

此果廣中最多樹一二丈葉如楸梧果生層葉之下繞幹纍纍其幹直聳人家恒植數樹果綠大如桃李上下俱平肉白而淡婦女鏤為絲漬蘸而食之

本草逢原云味微濇而甘不特有益老人而嬰兒先天不足者尤為上藥惜乎南方罕得也

櫻額

果屬也產關東烏喇口外其樹叢生果形如野黑葡萄而稍小鮮實甚美曬乾為末可以致遠 盛京志一名稠梨子實黑而澀土人珍之間以作麪暑月調水服之可止瀉 按宦遊筆記郁李即棠棣結子如櫻桃南產者酸澀不堪食盛京出者又名櫻額味甘鮮曬乾為末更佳

味甘澀性溫煖補脾止泄瀉

倒弔果

御製幾暇格物編俗名弔搭果形似山梨而小體微長味酢肉多沙長蒂諸果始生時皆向上此果花實皆下垂故名生時堅澀熟乃沙樹枝葉俱如梨爲秦中物産今遵化沿邊有之而考之書藉草木諸譜皆不載倒弔之名惟上林賦云荅還離支荅還音近打拉張揖注云荅還果名按梅堯臣牡丹詩用打拉二字北人方言以敲垂爲打拉是荅還名果或因其下垂也説文海篇俗作榙㯐果今名弔搭或是荅還音之轉耳

性煖利胸膈健脾消食

倒弔果　飛松子

飛松子

雲南土司志邊境各土司深山中産一種飛松子結實熟時人欲取之子輙飛去夜則仍歸根下土人記其處俟夜過子掘其根而取之饋遺以為珍品味絶香美　徐霞客遊記飛松一名孤實亦作梧實正如梧桐子而大倍之色味亦如梧桐子而殼薄易剥坐密樹中一見輙伐樹乃可得遲則樹即存而子俱飛去成空株矣故曰飛松惟嶺南關外野人境有之其葉如柳味絶類土豆滇畧梧實大如豆殼脆易剥不與他處類俗謂之山松子亦曰飛松朱排山柑園小識飛松出滇南似梧桐稍大而微長内外色味

倶消而香美過之蔓生松樹上土人甚珍之
下氣消痰通和血脈能返魂凡有人魂神不安及驚越失魂神不
守舍一切等證此為要藥故靈壁趙氏天王補心丹治怔忡用之
張萊猗言千金返魂丹加飛松子殼更效

茶肭子

邊輿考其樹出遼東塞外高有三尺許葉如南方楝樹背有白黃
點花四出形如手碧色或有八出者結子大如掌熟便可食其甘
如飴其樹浸水可為油燃燈入藥用子
治一切病遼塞無藥土人有病者取茶肭子啖之即愈

椰油 椰中酒 椰膏 椰皮 椰肉

臺灣使槎錄云可佐膏火或云用火炙椰其油自出凡揀椰子以手搖之聽水聲清亮則心大而甜其肉厚水聲濁則否 澠水燕談錄椰子生安南及海外諸國木如椶櫚大者高百餘尺花白如千葉芙蓉一本花不過三五顆其大如斗至差小外有黃毛軟皮中有殼正類檳榔殼上有二穴牙出穴中殼內類蘿菔皮味苦肉極甘脆蠻人甚珍之 劉間嶺表錄異椰殼中有液數合如乳亦可飲之冷而動氣 廣東錄椰樹高六七尺直竦無枝至木末乃有葉如束蒲長二三尺花如千葉芙蓉白色終歲不絕葉間生實

如瓠繫房房連累一房二十七八實或三十實者如斗有皮厚苞之曰椰衣皮中有核甚堅與膚肉皆緊著皮厚可半寸白如雪味脆而甘膚中空虛又有清漿升許味美于蜜微有酒氣曰椰酒蘇軾詩美酒生林不待儀言椰中有自然之酒不待儀狄而作也

廣東名勝志文昌縣王陽山椰子最多大三四圍高二三丈通身無枝至百餘年纔有葉三月花連著實房房三十或二十七八子至六月熟七月收

療齒疾涑瘡粵志 祛暑氣華夷花木考 治消渴塗髭髮立黑澠水燕談錄

椰中酒 食物考緬甸有樹頭酒即椰子中漿汁也華夷花木考載

椰中酒 椰膏 椰皮 椰肉

林邑王與南越王有怨遣刺客乞其首梟之樹上化為椰子樹當刺時王方大醉故椰漿如酒飲之醉人祛風消水腫止吐血塗頭黑髮然多食昏人動氣增渴性溫故也久服可烏鬚

椰膏　粵志椰子殼土人取以熬膏色黑如漆塗癬良

椰皮　煮汁止血療吐逆

椰肉　益氣生風 澠水燕談錄

楊梅下疳筋骨疼痛　不藥良方椰子殼燒存性臨燒以滚酒泡服二三錢煖卧取汗其痛即止

宜母果

嶺南雜記似橘而酸又名宜濛子粵語宜母子似橙而小二三月熟黃色味極酸孕婦肝虛嗜之故曰宜母元時於廣州荔支灣作御果園栽種里木樹大小八百株以作渴水里木即宜母子也一名黎檬子元吳萊有宜檬渴水歌廣州園官進渴水天風夏熱宜檬子百花醞作甘露漿水南園烹成赤龍髓盞以里木子榨水煎糖也蒙古以為舍里別即渴水也一名藥果當熟時人家競買以多藏而經歲久為尚汁可伏醋染大紅以其汁調乃上藥性考黎檬子大如梅形似橘能辟暑即宜濛子孕婦食之能安胎故

又名宜母
醃食下氣和胃懷妊不安食之良製為漿辟酷暑又能解渴宜
母子以鹽醃歲久色黑可治傷寒痰火粵語

天師栗

一名娑羅子治胃痛最驗綱目于主治下失載 通雅娑羅外國
之交讓木也葉似柟皮如玉蘭色蔥白最潔鳥不棲蟲不生子能
下氣 益都志方物記生峨眉山中類枇杷數葩合房春開葉在
表花在中或言根不可從 吳船錄木葉如海梧桐又似楊柳花
紅白色春夏間開長安客話卧佛寺內娑羅樹二株子如橡栗可

療心疾　宸垣識畧娑羅花已大如拳葉似枇杷凡二十餘葉相沓捧苞類桐花一簇三十餘朵經月方謝　留青日札娑羅樹出西番海中予在潯州時官圃一株甚巨每株生葉七片有花穗甚長而黃如栗花秋後結實如栗可食正所謂七葉樹也　藥性考娑羅子一株七葉九葉苞如人面花似牡丹色白

肉味苦微涼寬中下氣治胃脘肝膈膨脹疳積瘧痢吐血勞傷平胃通絡用陰陽瓦炙灰或酒煨食俱效單用不入他藥或稱天師栗非也　葛祖遺方味甘溫無毒治心胃寒痛蟲痛性溫殺蟲胃痛　百草鏡用莎婆子即娑羅子也以一枚去殼搗碎煎服能

天師栗　化州橘紅

令蟲從大便出三服除根

九種心痛 楊春涯驗方 婆羅子即武吉燒灰沖酒服

化州橘紅 橘瓤上絲 糖橘紅 橘餅 藥製柑桔餅 青鹽陳皮 橘苓

嶺南雜記化州仙橘相傳仙人羅辨種橘于石龍之腹至今猶存惟此一株在蘇澤堂者為最清風樓次之紅樹又次之其實非橘皮厚肉酸不中食其皮釐為五片七片不可成雙每片真者可值一金每年所結循例具文報明上臺屆期督撫差親隨眼同採摘批製官斯土者亦不多得彼土人云凡近州如間譙樓更鼓者其皮亦佳故化皮贗者多真者甚難得 關涵嶺南隨筆化州署橘

樹一月生一子以其皮入藥痰立解後為風折即其地補種氣味便殊令稱化州橘紅者皆以增城香柚皮偽代之能化物而不能自化　粵語化州有橘一株在署中月生一子以其皮為橘紅瀹湯飲之痰立消曩亦進御令為大風所拔新種一株味不及化州故多橘紅售于嶺內而產署中者獨異　本草乘雅云橘柚專精者實實復專精者皮皮布細竅宛如人膚即脈絡肉理筋膜子核各有屬焉故力能轉入為升轉升為出即轉合為開也種種形證悉從之從合故胸中痰熱水穀失宣神明不通氣逆及氣臭耳下氣者出已而降玉衡機轉之妙用也　識藥辨微云化橘紅近日

廣中來者皆單片成束作象眼塊或三三五十片兩頭以紅繩紮之或一把外皮淡紅色內腹皮白色周身亦有豬鬉皮此種皆柚皮亦能消痰又有一種為世所重每個五片如爪中用化州印名五爪橘紅亦柚皮所製較掌片為佳究之真者遠甚也真化州橘紅煎之作甜香取其汁一點入痰盂內痰皆化為水此為上品

梁氏家藏蘇澤堂化州橘紅每一個七破反摺作七歧曬乾氣甚香烈有橘紅歌云石龍靈異不可測首向青霄尾潛澤有時聲吼洪如鵝有時噴沙白似雪鳴或宰相應期生鳴或科甲蟬聯翼由由來州牧履其常惟恐奇怪駭愚俗亭碑鼓吹鎮其頭重鑊纍石

填其穴天生靈爽無可憑離奇屈曲化為橘橘之為性溫且平能愈傷寒兼積食消痰止嗽功更奇誰先辨此真龍脈價值黄金不易求寄語人間休浪擲

治痰證如神消油膩穀食積醒酒寬中氣虛者忌服解蟹毒 慈惠編

食蟹中毒橘紅煎湯

長砂五香丸 治翻胃噎膈嘔吐張氏必效方用血竭乳香沒藥長砂各一錢五分元胡一錢化州橘紅一錢共為末每三分酒服

羊癲瘋 良方集效雄黄天竺黄川貝母各五錢真琥珀一錢麝香一錢陳膽星一兩以上各另研全蝎十四個去足酒洗遠志肉

甘草汁製鈎藤防風化州橘紅薑衣羌活茯苓天麻石菖蒲各五錢以上不可見火曬乾蟬退三十個白附子六錢共為末煉蜜為丸如龍眼大每服一丸開水下

按百草鏡廣東高州府化州出陳皮去白者名橘紅今亦罕得土人以柚皮代之出售外方價亦不貴辨之之法須先看皮色筋味如皮紋粗色黄而厚肉多白膜味反甜帶辛者乃乳柚皮也只堪點茶不堪入藥皮粗厚而泡鬆紋極粗而色黄内多膜無筋味甜多辛少者乃柚子皮也性忌冷服紋細色紅潤而皮薄多有筋脈味苦辛入口芳香者乃真化州橘紅也入藥以此種為貴然其性

羅定州東安縣出無花柚消痰下氣甚捷製式亦作五爪形

峻削能伐生氣消痰雖捷破氣損人不宜輕用近日有一種産仁和塘棲鎮蜜橘皮所製曰甜橘紅清香入肺醒脾消痰之功不下化産而性不峻削名為香金板南人體弱者宜之本草乘雅武林棲水出蜜橘凡數十品名金錢穿心者雖秀色可觀不如佛肚臍形小皮癩甘美可口霜降采取氣足味足蜜藏至春剖皮抽絡破囊吮汁亦可振醒精神為得句破疑之助

橘瓤上絲 金御乘云橘絲專能宣通經絡滯氣予屢用以治衛氣逆於脈之脈脹甚有效綱目橘瓤上筋膜只因大明治口渴醒酒而没其專功何耶因仍其說以補之

橘瓤上絲　糖橘紅　橘餅

通經絡滯氣脈脹驅皮裏膜外積痰活血

糖橘紅　仁和塘棲鎮者佳以皮去白切小塊用糖霜製

味甘辛性溫理氣快膈治嗽消痰食物宜忌

橘餅　閩中漳泉者佳名麥芽橘餅圓經四五寸乃選大福橘蜜糖釀製而成乾之面上有白霜故名肉厚味重為天下第一浙製者乃衢橘所作圓經不及三寸且皮色黯黑而肉薄味亦苦劣出塘棲者為蜜橘餅味差勝然亦不及閩中者又興化出金錢橘餅乃取金錢橘製成小如錢明如琥珀消食下氣開膈捷于砂仁豆蔻又可醒酒醉後點茶尤為妙品

味甘性溫下氣寬中消痰運食食物宜忌黄疸臌脹除膈止痢經驗廣集

治諸色痢　行篋秘方橘餅一兩圓眼肉五錢氷糖五錢水二碗煎一碗露一宿溫服不露亦可至重者不過二三服無不神驗

治瀉梁氏集驗夏月吃瓜果太多以致泄瀉不休用漳州好橘餅一枚細切薄片作二次放茶鐘內冲服

橘餅湯經驗廣集治食傷生冷瓜果泄瀉不休橘餅一個切薄片放碗內以沸湯潑蓋住泡汁出即飲湯連餅食一餅可作數次服

百果酒香櫞佛手各二個核桃肉圓眼肉蓮肉橘餅各半斤柏子仁四兩松子三兩紅棗二十兩黑糖三斤乾燒酒五十斤浸此酒補虛益腎乃河中李

藥製柑橘餅　青鹽陳皮

太守秘方

藥製柑橘餅　北硯食規用元明粉半夏青鹽百藥草天花粉白茯苓各五錢訶子甘草烏梅去核各二錢硼砂桔梗各三錢以上俱用雪水煎半乾去渣澄清取湯煮柑橘炭墼微火烘日翻二次每次輕輕細捻使藥味入皮內如捻破則不妙

能清火化痰寬中降氣

青鹽陳皮　百草鏡製青鹽陳皮即蘇州宋公祠遺法也陳皮二斤河水浸一日竹刀輕刮去浮白貯竹筐內沸湯淋三四次用冷河水洗淨不苦為度曬至半乾可得淨皮一斤初次用甘草烏梅

肉各四兩煎濃汁拌曬夜露俟酥搗碎如豆大再用川貝母去心四兩青鹽三兩研為細末拌勻曬露乾收貯

消痰降氣生津開鬱運脾調胃解毒安神

橘苓 橘樹上生如木蕈棗皮紅色

治乳癰煎酒服

荳蔻檳榔

此即綱目檳榔註內所云藥子是也形如雞心一頭尖一頭圓僅如小指大外有殼包之殼白色如荳蔻形如尖橄欖長不及半寸藥肆每于荳蔻中檢出每荳蔻一片不過數粒價亦倍廣南檳榔

亦無有專貨之者或云此種始為雞心檳榔廣中所市者皆山檳榔及大腹子而已時珍循竺氏說以檳榔為藥子恐誤

治反胃噎膈餘功與廣檳榔同

按百草鏡檳榔今藥肆所市者形扁而圓大乃大腹子俗為檳榔廣東文昌縣出者名文昌子尖小者名主賜檳榔又名吃子其形長尖狀如雞心內有錦紋又名雞心檳榔即雄檳榔也另有一種雞心檳榔來自洋船從白荳蔻內揀出極罕有形亦長尖極小外有殼儼如核棗故又呼棗核檳榔入藥最勝

耳聾灸法　經驗廣集用雞心檳榔一個將臍內挖空一窩如錢

眼大實以麝香塞患耳内以艾炷灸之不過三四次即效

小兒疳積　胡開甫方史君子五個生五個熟荳蔻内檳榔用薑湯磨汁空心蘸史君子肉食一二次即愈

耳内出膿　荳蔻檳榔為末吹入立愈（救生苦海）

口瘡　荳蔻内檳榔煅存性加輕粉敷之（廣東錄）

瑣瑣葡萄

出土魯番北京貨之形如胡椒係葡萄之别種也回疆志葡萄一根數本藤蔓牽長花極細而黃白色其實有紫白青黑數種形有圓長大小味有酸甜不同一種色綠而無核較黃豆微大味甘美

一種色紫而小如胡椒即瑣瑣葡萄一種色黑形長寸許一種色白而大皆七八月熟晾乾可致遠　本經逢原云瑣瑣葡萄似葡萄而瑣細故名生於漢北南方間亦有之其幹類木而係藤本其子生青熟赤乾則紫黑能攝精氣歸宿腎藏與五味子功用不甚相遠凡藤蔓之類皆屬于筋草木之實皆達于藏不獨此味為然此物向供食品不入湯藥故本草不載近時北人以之强腎南人以之稀痘各有攸宜　黎媿曾仁恕堂筆記瑣瑣葡萄于文定引西京羽獵賦謂瑣瑣當為娑馺固屬附會而以為別有一種亦非河西葡萄雖引根牽蔓不異中土而結實大長如馬乳色深紫味

亦殊甘一枝千百顆大者在上細者下垂取而乾之大者為白葡萄細者名瑣瑣非兩種也故俗呼為公領孫惟絲葡萄則來自西域非中土所有

强腎瑣瑣葡萄人參各一錢火酒浸一宿早晨塗手心摩擦腰脊能助旅力强壯若卧時磨擦腰脊能助陽事堅强尤為得力

稀痘瑣瑣葡萄一歲一錢神黄豆一歲一粒杵為細末一陽夜蜜水調服并擦心窩腰眼能助腎袪邪以北地方物專助東南生氣之不足也然惟稟質素弱者用之有益若氣壯偏陽者勿服恐其助長滛火之毒也

味甘核細微鹹　痘學真傳云味甘酸性平溫　百草鏡云性熱入脾腎二經作酒彌佳治筋骨濕痛利水甚捷除遍身浮腫痘瘡不出酒研和飲神效

按紫桃軒雜綴瑣瑣葡萄神農九草之一中土久有不俟博望從西域帶來也吾里東塔朱買臣墓有之戊子予曾歷平湖幕署有一枝蔓延滿架夏開瑣碎花結實如菉豆望不可見吾杭螺螄山汪姓家亦有此然食之味薄不若甘肅者味厚也入樂自宜以西北產者為優　五雜俎西域白蒲桃生者不可見其乾者味殊奇甘有兔眼蒲桃無核又有瑣瑣蒲桃形如茱萸小兒食之能解痘

此乃野葡萄也余族翼經堂有一枝乃高樹非藤本也

毒于文定筆塵云瑣瑣即馺娑之訛

南棗 山棗 藏棗

出金華東陽縣茶場以透明如血七枚長一尺者佳陳者入藥

宦遊筆記金華東陽縣茶場出棗其大如拳核尖細如黍決之即脫清甘香脆以此名聞天下明中葉尚存數柯今此種已絕矣惟東南諸鄉於高阜地種之雖不及茶場亦美甲於他處其製法不一未熟輒擊以湯沃之使變色謂之湯紅乾則其色紫已熟者名樹頭紅乾則其色丹過熟者以所煮餘汁煮之色味似蔗糖謂之糖棗此則以食時為美不作乾也又有一種揀差小而圓味殊勝

棗　物理小識南棗出蘭溪搖而知之其肉離核味甘微酸性溫補赤入心酸斂肝

博記丹方眼疾中有一種名紅紅線鎖目乾治法取南棗核二十一粒將核截兩斷去仁淨以銅綠塞孔中仍將棗核合上以紙粘封一起放爐中燒紅取出以碗蓋存性每日只用七個研極細末調生腸紅下血南棗五枚同黃耆二錢煎湯五更服神效　又方不藥良方南棗十枚槐米一兩同煎去米食棗日三次即愈　痔瘡救生苦海南棗一枚去核鼈頭骨一個搗碎銅青裝滿棗内紮緊火煅烟盡伏土存性研細用秋海棠煎洗然後用藥和水敷之

三日消　除壁蝨集聽大南棗去核入水銀火煨熏　走馬牙疳不藥良方陳年南棗核燒灰研末摻之　棗參丸醒園錄用大南棗十枚蒸軟去皮核配人參一錢布包藏飯鍋内蒸爛搗勻為丸如彈子大收貯用之補氣最捷　仙棗不飢方醒園錄大南棗一斤好柿餅十塊芝蔴半斤去皮炒糯米粉半斤炒將芝蔴研成細末棗柿同入飯中蒸熟取出去皮核子蒂搗極爛和蔴米二粉再搗勻為丸曬乾收貯加參更妙

本經逢原云古方中用大棗皆是紅棗取生能散表也入補脾藥宜用南棗取甘能益精也其黑棗助濕中火損齒生蟲入藥非宜

山棗　藏棗

山棗 出廣東肇慶府葉如梅果似荔支九月熟可食 柳貫打棗譜山棗狀如棗而圓色青黄出廣州而味甘酸甘澀無毒主和脾胃益血壯神

藏棗 朱排山柑園小識藏棗來自西藏實産于天竺大者長二寸許形味絶似南棗能補氣功同人參藏中亦不易得其核似蠶蛹形而無仁

補虚勞定神志治怯如神

落花生 油附 核桃油附

一名長生果福清縣志出外國昔年無之蔓生花謝時其中心有

絲垂入地結實故名一房可二三粒炒食味甚香美康熙初年僧應元往扶桑覓種寄回亦可壓油今閩省產者出興化為第一名黄土味甜而粒滿出臺灣名白土味澀而粒細其油煎之不熟食之令人瀉一名土豆　彙書落花生莖葉俱類荳花亦似荳花而色黄枝上不結實其花落地即結實于泥土中亦奇物也實亦似荳莢而稍堅硬炒熟食之有松子味其種自閩中來　物理小識番豆名落花生土露子二三月種一畦不過數子行枝如蕹菜虎耳藤取土壓橫枝藤上開花絲落土成實冬後掘土取之殼有紋豆黄白色炒熟甘香此花透空入土結豆當通潤臟腑　酉陽雜

組又有一種形如香芋蔓生藝者架小棚使蔓之花開亦落土結子如香芋亦名落花生　花鏡落花生一名香芋引藤蔓而生葉極開小白花花落于地根即生實連綿牽引土中纍纍不斷冬盡掘取煮食香甜可口南浙多產之　嶺南隨筆花與葉不相見為挨錦花莢與蒂不相見為落花生亦稱落花生　逢原云長生果花落土中即生從古無此近始有之味甘氣香能健脾胃飲食難消運者宜之或云與黄瓜相反予曾二者並食未蒙其害因表出之花生殼焙研極細末著人身體沾肉即生奇癢　敏按劉啟堂經驗方云又名落地生不可與黄熟瓜同吃吃則立死黄熟瓜即

香瓜非長而白色可以醃吃之黃瓜也始知俗傳之誤兩蓑翁

食物便覽落花生久服多男多食治翻胃然其性能動火生痰只宜少食

辛甘而香潤肺補脾和平可貴從新性平味甘舒脾食物宜忌煖胃廣志生研用下痰炒熟用開胃醒脾滑腸乾嗽者宜餐滋燥潤火藥性考

按落花生乃花謝落土感土氣而成實故有入脾和胃之功又能通肺氣曾見興化令王翁一子酷嗜此物後患軟癱豈非動火生痰之明驗歟近見人以花生入糖湯煮浸醬油入素供更為生痰老人尤不宜多食

俞友梁有烏鬚簡方止用落花生淨肉炒極焦黑研極細撚鬚一二日後色黑如漆

四日兩頭瘧安定臣云昔曾患此諸方莫療有人教服炒熟花生每日食一二兩不半月而愈

玉神菴尼清慧言花生人言食之生痰有一大家婦咳嗽痰多醫束手不治菴尼雲上勸服花生每日食二三兩漸覺稀少不半年服花生二十餘斤咳嗽與痰喘皆除想亦從治之法也童鹿菴言花生本有滌痰之功予家凡患咳嗽止用生花生去殼取淨肉沖湯服痰嗽自安豈非化痰之功同于瓜蔞貝母世俗以火炒食反能生痰又云凡被馬跌傷者忌服花生服之瘡愈增痛

花生油　一名果油色白甘平氣腥滑腸下積膈膩生痰

核桃油　好者補腎若壞核桃榨取者有毒味劣不宜食

阿月渾子

與榛子同類性更溫良能止痢煖腎開胃除腸穢積得木香山萸能興陽

無漏果

此即海棱乃鳳尾蕉之子或稱為棗實非棗也以刀剝去青皮石灰湯淪之蜜浸瓶封可久藏寄遠不壞

味甘美性溫消食寬中除痰止嗽益氣潤顏久食令人肥美

胖大海 粵人呼為充大海一粒能發一茶盞

出安南天洞山產至陰之地其性純陰故能治六經之大土人名曰安南子又名大洞果形似乾青果皮色黑黄起皺紋以水泡之層層脹大如浮藻然中有軟殼核老内有仁二瓣味甘淡治火閉痘服之立起并治一切熱證勞傷吐衂下血消毒去暑時行赤眼風火牙疼蟲積下食痔瘡漏管乾咳無痰骨蒸内熱三焦火證諸瘡皆效功難盡述

藕粉 節粉附

冬日掘取老藕擣汁澄粉乾之以刀消片潔白如鶴羽入食品先

以冷水少許和勻調次以滾水沖入即凝結如膠色如紅玉可愛
加白糖霜摻食大能和營衛立律綱目藕下止載澄粉作食輕身
延年而不知其功用更專益血止血也凡一切證皆不忌可服
養餘月令有澄藕粉法取粗藕不限多少洗淨截斷浸三日夜每
日換水淘淨漉出擣如泥以布絞淨汁又將藕渣再擣細又絞汁
盡却輕濾去渾脚以清水和攪之然後澄去清水下即好粉曬乾
收貯和糯粉白糖蒸食之或以白糖開水沖服俱可菱粉芡粉俱
用此法
味甘氣芬芳性平調中開胃補髓益血通氣分清表熱常食安神

生智慧解暑生津消食止瀉

節粉　出淮安寶應一帶多有之乃藕節擣澄取粉曬乾其價較藕粉數倍

味甘微帶苦性平開膈補腰腎和血脈散一切瘀血生一切新血産後及吐血者食之尤佳

宦遊筆記淮以南皆澤國居人蒔藕暇則濾為粉淘汰既淨去其渣滓存其甘液風吹日曝漸成碎珠以湯沃而食之純粹天然別有風味亦野物之可尚者矣尤著名者曰片粉擇藕之極佳者淘曬人工十倍尋常及其既成則如白雲片片纖塵不染味亦絕勝

非大有力者不能製也

八仙藕粉 經驗廣集 此粉滋胃保元治一切虛勞雜證白花藕粉白茯苓白扁豆炒蓮肉川貝母山藥白蜜各等分人乳另入滚水沖不拘時食

人龍丸 濟世養生集 專治童子勞怯神驗之極用人龍二十一條即蚘蟲童便洗淨瓦焙勿令黑研末不破皮紅棗三十個飯上蒸熟去皮核蘿蔔子一錢五分砂研大熟地五錢煮爛杵膏真藕粉一兩五錢研真川連六分酒拌炒研末右將紅棗肉熟地膏和諸藥末搗勻為丸如桐子大每早以白滚湯送下七粒逐日加增二粒至二十一粒止以後

不必再加服一料全愈予屢試皆效切勿泛視

菱粉

菱有多種老則皆可為粉造粉之法與造藕粉同食之而腹脹者用薑湯或酒解之

補脾胃强脚膝健力益氣耐飢行水去暑解毒

菱　湖州府志菱本兩角者有果菱差小有湖跌菱色紅而大有青菱色青角曲而利四角者野菱最小者角極銛有泰州菱實豐而美近又有無角者名錕鈍菱德清有雞腿菱文武菱

張氏必驗方治脫肛先將麻油潤濕腸上自去浮衣再將風菱殼

水淨之即刻縮上不脫矣　又疕子俗名飯饎用鮮水菱蒂搽一
二次即自落
無名腫毒　販翁醫要老菱殼燒灰香油調敷即愈并治天泡瘡
指生天蛇醫宗彙編以風菱殼燈火上燒灰存性研末香油調
敷未潰者即散已潰者止痛立除

芡粉

嘉泰會稽志芡一名雞頭山陰梅市莊之最盛有數等小白皮最
佳大白皮中白皮其皮甚堅難齧黃嫩者太軟皆不逮也造粉與
藕粉同法

益精氣强智力靈耳目固精添髓養餘月令

九龍丹 販翁醫要治腎水不足邪火淫動遺精淋濁等證枸杞子酒蒸金櫻子焙山查肉炒石蓮肉炒蓮鬚焙熟地擣膏芡粉炒白茯苓當歸等分共為末煉蜜為丸如桐子大每服三錢空心白湯下

荸薺粉

北硯食規出江西虔南如造藕粉法製成貨于遠方作食品一名烏芋粉又名黑三稜粉

甘寒無毒毀銅銷堅除腹中痞積丹石蠱毒清心開翳去肺胃濕

熱過傷飲食傷風失聲瘡毒乾紫可以起發北硯食規

野荸薺

生山土中春有苗三葉似韭而細葉上有光其根如豆大年久則愈大入藥用根一名山荸薺

磨粉水中濾過曬乾點眼去翳障如神取粉忌鐵器

按山荸薺喜燥其生必于高原乾土尤最易蕃衍有人移植園圃一經汙濕根即朽爛然其生不易長百年纔如錢大耳昔客東甌聞馬氏點眼藥粉為天下第一見其修合乃用此磨粉合海鰍目珠粉加入藥中著效異常云其性能去面黶斑痣消痞去目星翳

内較産池澤者尤峻利也

磨光散　種福堂方點眼神藥用野荸薺粉洗淨去皮石臼中搗爛蜜絹絞汁如做藕粉法再用清井水飛曬乾蘆甘石用黄連黄栢黄芩甘菊薄荷煎水煆再用童便煆一次將藥水飛曬乾珍珠入豆腐内煮過研細水飛每荸薺乾粉一兩配製過甘石五錢珠末三錢各將磁瓶收貯臨用漸漸配和加氷片少許點之

明目去翳秘方　種福堂方錦紋大黄一兩北細辛四兩將二味用上高泉水一百二十兩將藥入砂鍋煎至二十兩以細絹濾去渣用大銀碗一個盛藥碗下以磚三塊放定碗底下將燈盞注麻

油用燈草七根燃燈熏碗底内煎藥成膏滴水成珠每膏一兩用野荸薺粉五錢多些亦不妨氷片三分和匀作錠如多年厚翳每兩加水飛過蟬退末五分須要去頭足泥沙水洗曬乾爲末水飛三次用　又方野荸薺粉豬胰各等分搗和用雞子殼半個放藥在内臨卧合印堂上俟水流入目中翳隨淚出二十日即愈并治田螺頭眼

刺菱沙角附

乃小菱也生杭西湖裏六橋一帶多有之以其四角尖如針芒刺手故名春盡時兒童採之入市貨賣菱生水中根苗與大菱不殊

其葉下有氣管故其性通肝腎凡一切病多忌生冷惟此菱不忌最能開胃生津其菱大者如蠶豆小者如黃豆味絕鮮美雖至秋老亦不甚大蓋地土使然誠水仙佳種也　陳淏花鏡一種最小而四角有刺者曰刺菱野生非人所植花紫色人曝其實為菱米可以點茶

味甘鮮性平無毒生食補脾健胃止渴生津平肝氣通腎水益血消食老者煮食健脾止洩痢

根　利水通淋

沙角　乃菱中一種小者止兩角臨平湖一帶多產之出嘉興者

名餛飩青以其似餛飩也較他菱體小味甘沙角較餛飩菱尤小
色紅味甘異常
味甘平大補脾土不滯氣　餛飩青性寒生食解積暑煩熱生津
煑食健脾
花鏡云遲熟而甘肥者名餛飩菱　藥性考餛飩沙角生熟俱得
用老則甘香補中益氣生者解酒能壓丹石

本草綱目拾遺卷九

錢塘趙學敏恕軒氏輯

果部下

諸荔

陳定九荔枝譜有奇荔能治病經兵燹後亦僅有存者今錄之於左以備用　粵語南方離火之所出荔枝得離火多故一名離支亦曰麗支麗離也文從兩日天地之數水一而火二故麗從兩日日為五行之華月乃六氣之精日麗乎支猶之乎日出於扶桑也麗支乃震木之大者震木以扶桑為宗子而麗支其支子故曰麗

支日出于離離盡午中故麗支以夏至熟離為坤之中其色黃故曰黃離麗支之核外赤内黃則黃離之美也坤之中其味甘故曰甘節麗支之肉少酸而多甘則甘節之吉也荔支以臘而萼以春而華夏至而翕然子赤生於水而成於火也皮紅肉白而核復純丹火包其外復孕其中也肉白為金金為内外火所煉故味醇和而甘其液乃金水之精甘又屬土備五行之粹美而以火為主者也粵以火德王凡花多朱色皆火花實多朱實皆火實太陽烈氣之所結火實之屬凡百種而荔支為長火為母荔支則火之長子也荔子多食未嘗傷人飲蜜一杯即解或以青鹽調白火酒飲或

飲荔支酒過醉則以荔支殼浸水飲之又荔支多露有過食者昧爽就樹間先吸其露次嚥其香使氤氳若醉五内清涼則可以清肺氣滋真陰卻老還童　荔支歲初而驚二月而花發發時多雹則花落實多多雨則花腐少雨則花液相膠而不實估計者視其花以知其實多少而判之藏荔支法就樹摘完好者留蒂寸許臘封之乃剪去蒂以蠟封剪口以蜜水滿浸經數月味色不變

保和支　産泉郡北陳巖山蓮花峰實大色黄可消胸膈煩悶調逆氣導營衛其核燒灰酒下可已痢止腹痛

回春果　産漳郡康仙祠葉大如掌色翠與衆荔殊其實味苦澀

酸辣不可口采以浸酒能已風去癘治癩如神葉亦然以上閩產

紫玉環 產四川瀘州曝乾啖一枚可除瘴癘即早行大霧中嵐氣不得侵也 以上產川

玉露霜 產廣東新會厓門山白殼丹肉不摘經冬不落其味甘酸啖之止嗽降肺火療怯證

妃子笑 產佛山色如琥珀大如鵞卵核小如豆漿滑如乳啖之能除口氣使齒牙經宿猶香

牟尼光 產潮州大蒲山中味如乳飲之功同參苓以上廣東

墨荔 產廣西平樂萬山中皮肉俱黑如墨味臭而苦辣不可啖

或云出賀縣山中或曰荔浦修仁二邑山中多有之味臭有大毒悮食之必心腐腸爛而死

按荔支名品最多有綠皮者有綠核者有黃皮者白皮者三月四月七月熟者然其性大約相同惟此數品治療各異故類及之

殼痘出無漿心不爽快以荔支殼煎湯飲

不藥良方王聖俞云荔殼能理血透發分標凡一切疹瘄不能透達痘出模糊一片者非此不能解表成漿

血崩同壽錄用荔支殼燒灰存性研末好酒空心調服每服二錢輕者一服即止至重者三服愈

諸荔　龍眼核

龍眼核 殻附

綱目龍眼條主治多言其肉至其核之功用最廣止載其能治胡臭他皆未之及又不及其殻今悉採他本補之

治刀傷出血 殷仁趾傳方以龍眼核炒擣細敷之 一切瘡疥高尺元傳世方用龍眼核煅存性為末麻油調敷即愈 腦漏 黃氏醫抄用廣東圓眼核入銅爐内燒烟起將筒熏入患鼻孔内數次即愈 患癬集聽方用龍眼核去外黑殻用内核米醋磨搽 小腸疝氣 不藥良方荔支核龍眼核各七枚俱燒灰大茴二粒炒共為末好酒調下 外用生薑搗爛敷腎即消 經驗廣集治疝氣偏

墮小腸氣痛神效荔支核炒龍眼核炒小茴香炒各等分為細末空心服一錢以升麻一錢水酒煮送下　足指痒爛藥鏡用桂元核燒灰摻之立效　小便不通用龍眼核去外黑殼打碎水煎服如通後欲脫者以欲脫者以圓肉湯飲之

念珠丸　張氏必效方治陰疝偏腫囊中疼痛難忍乳香去油淨二錢元眼核三錢黃蠟二兩和藥末成丸彈子大分為一百零八丸蛤粉為衣用綫穿起露一宿收貯遇證每服三丸乳香湯下

無名腫毒　黃氏醫抄以桂元核磨搽效能止折傷出血療金瘡滅斑

龍眼核

治癬　祝氏效方元眼核二個去外黑皮搥碎雄黃硫黃蜜陀僧枯礬川椒子各三分共為細末以生薑蘸擦患處即愈

滅斑生髮　張覲齋云桂元核仁凡人家有小子女者不可不備遇面上或磕傷及金刃傷以此敷之定疼止血生肌愈後無斑若傷鬢髮際愈後更能生髮不比他藥愈後不長髮也

烟筒傷喉　萬近蓬云凡烟管誤戳傷喉出血不止者用桂元核去外黑皮惟取內核仁焙搗為極細末看喉中傷處用筆管安末吹之即定疼血而愈累試果驗

刀斧傷　黃販翁醫抄桂元核不拘多少用火燒枯存性研末掺

患處即愈

按陳杰回生集大興李振祖西平云龍眼核末敷金刃傷昔在西秦及巴里坤軍營救愈多人查本草綱目及別集本草俱未紀載可知世間有用之材自古迄今湮沒者不可勝計矣

龍眼殼 乃龍眼外裹肉之殼本黧黄色閩人恐其易蛀輒用薑黄末拌之令黄且易悅目也廣中柱圓多不用薑黄拌之故今廣元猶存本色入藥用殼須洗去外色黄者

敷湯泡傷 行篋檢秘用元眼殼煅存性為末桐油調塗患處即止痛愈後又無瘢痕真良方也

泉州府志龍眼最小者呼鬼眼龍眼是其中者今不復識別

蜜望

粵志其子五月色黃味甜酸有大桃與相類六七月熟大如木瓜味甜酢以羹魚尤善凡渡海者兼金購之云食之不嘔浪肇慶志蜜望子一名莽果樹高數丈花開極繁蜜蜂望之而喜故名交廣錄蜜望二月開花五月子熟色黃一名望果其類有夭桃正月開花六七月子熟年歲荒則結實愈多粵謠云米價高食夭桃故廣人貴望果而賤夭桃貴之故望之蜂望其花人望其果也

止船暈

莽果大如肥皂扁而有毛如桃其核扁長有長白毛性極熱濕混熱之氣以生土人喜啖之閩人呼爲蒜養生者相戒不食

按船暈北人謂之苦船苦音庫此證多嘔吐不食登岸則已胃弱人多有之蜜望果甘酸能益胃氣故能止船暈

櫻桃核 山櫻桃附

今人常用以洗疹瘄服之亦發透瘄痘以其得春氣早而性熱善達表也綱目不載豈以發風熱故耶逢原云櫻桃核今人用以升麻斑力能助火大非所宜春夏時尤忌之藥用山櫻桃核佳

發麻疹瘄痘滅斑痕凍瘃

出痘喉啞　王永光方用甜櫻桃核二十枚砂鍋焙黃色煎湯服

眼皮生瘤　醫學指南用櫻桃核磨水搽之其瘤漸漸自消

櫻桃核　山櫻桃　栗殼　烏欖仁

山櫻桃　有毛與櫻桃别是一種

辛平味劣止瀉腸澼除熱調中

栗殼

綱目載其治反胃消渴瀉血此外無他不知其能解參之力勝于萊菔故急録之　楊春涯驗方解人參栗子殼煎湯服之良

烏欖仁

出廣東今果肆皆有市者皮黄黑色肉白有文層疊如海螺蛸狀酒筵中以為豆籩食品綱目集解下云烏欖青黑肉爛而甘取肉搥碎攦乾自有霜如白鹽謂之欖醬其仁肥大名欖仁而主治所

烏欖蒸熟皮黑如漆肉桃紅色其核極大其仁即今時豆籩所用

載悉言白欖即今常食之青果又所載欖仁可治吻燥者亦治青果核中仁而言非指烏欖仁也今采嶺南果錄中補其遺按粵志本語橄欖有青烏二種閩人以白者名青果粵中止名白欖不曰青果也白欖利微人少種焉烏欖番禺諸鄉皆種之種至兩年其秧長八九尺必扦之乃結實扦至三年而子小收十年而大收矣其樹本高而端直多獨幹至頂乃布枝柯樹有雌雄雄為主雌為客猶婦之歸于夫也子如棗大長寸許光無稜瓣先生者下向後生者上向八九月熟用梯子擊以長竿或刻其幹東寸許納以紅鹽則其幹東子落刻其幹西或南北寸許亦然古詩所云紛紛青

子落紅鹽也烏欖子大肉厚其性溫故味濇甘以溫水泡軟俟紫脂浮起溢出乃可食水冷則生膠熱則肌膚反實故必溫水和之乃醇其性亦有婉諫之道焉總二欖論之白欖雄而烏欖雌白屬陽而烏屬陰陽故色白而行氣陰故色烏而補血惟烏者陰故有仁而食白者陽故仁小而不成此其別也

味甘淡潤肺下氣補血殺諸魚毒

刺梨

宦遊筆記刺梨形如棠梨多芒刺不可觸味甘而酸澁漬其汁同蜜煎之可作膏正不減於楂梨也花於夏實於秋花有單瓣重臺

之別呼為送春歸密蒡繁英紅紫相間植之園林可供玩賞獨黔中有之移于他境則不生殆亦類優曇花之獨見於南滇耶

食之已煩悶消積滯

枇杷核

本經逢原云枇杷其核大寒伐肝脾以之同落蘇入麩醬則色青翠同螄入鍋則至熟不亦性寒走肝可知敏按石頑所說以其核能駐色不變斷為性寒不知枇杷獨具先天四時之氣其性溫平其核能化一切毛羽觀花圃人貯雞鵞毛水以灌花者患其難化輒搗枇杷核數枚投于缸中水不三日則雞鵞毛皆爛化知其直

走厥陰更捷利也

治肝有餘諸證氣實者可用

敏按祝士校游戲方枇杷核煮蛤蜊能脫丁則其性又善離益枇杷具四時全氣其實能令分者合故肺嗽能令合者離故肝實可踈一合一離正見互為乘除之妙　物理小識枇杷核能去黴垢故能化痰

羊桃

粵語其種來自大洋一曰洋桃高五六丈大者數圍花五色一蒂數子七八月閒熟色如蠟一名三斂子亦曰山斂又稜也俗語誤

毛詩隰有長楚註羊桃也則非來自重洋矣土人呼為山華王音根之者酸

稜為斂也亦以其味酸能斂顏色也有五稜者名五斂糯米水澆之則甜名糯羊桃廣人以為蔬綱目五斂子即羊桃惟言其主治風熱生津止渴他功效皆未及今依粵語補之爾雅長楚銚芅註今羊桃也或曰鬼桃葉似桃花白子如小麥亦似桃陸璣疏云葉長而狹花紫赤色其枝莖弱過一尺引蔓于草上鄭氏曰藤生子亦狀如鼠糞故亦名鼠矢兒童食之一名羊腸一名御弋蜀本圖經子細如棗核苗長弱蔓生不能為樹今呼為細子根似牡丹羣芳譜羊桃福州產其花五瓣色青黃詩檜風隰有萇楚猗儺其枝即指此也

倒捻子

酸甘濇平無毒久食能辟嵐瘴之毒中蠱者擣自然汁飲之毒即吐出或白蜜漬之持至北方不服水土與瘧者皆可治嶺南雜記有食豬肉咽喉腫痛食羊桃即解

藥性考羊桃生時極酸不可食熟則帶甘過食寒中內熱者宜之多食冷脾胃動洩澼可曬乾歌曰獮猴桃寒酸甘止渴調中下氣解煩除熱骨節風痛能壓丹石通淋療痔瘻可煎食

倒捻子

綱目都念子一名倒捻子僅言其治痰嗽噦氣煖腹臟益肌肉而巳時珍曰食之必倒捻其蒂故謂之倒捻子訛為都念子也味甚

粵人讀倒若都

甚　粵語都念子樸嫩叢生花如芍藥而小春時開有紅白二種子如軟柿外紫內赤亦有四小葉承之子汁可染若胭脂花可爲酒葉可爲麯皮漬之得膠以代柿蘇子瞻名爲海漆非漆而曰漆以其得乙木之液凝而爲血可補人之血與漆同功功逾青黏故名又爲用甚衆食治皆需故名都念產羅浮者高丈許子尤美嶺南酒有以花爲釀而雜以諸果者花則以檳榔花爲最果則以倒捻子爲最倒捻子又名黏子花於暮春實於盛夏諺曰六月六黏子熟熟以爲酒色紅味甘人與猿猴爭食之所在皆然

東坡雜記吾謫居南海以五月由陸至滕州自滕州至儋野花夾

倒捻子　甘蔗滓

道如芍藥而小紅鮮可愛樸嫩叢生土人云倒捻花至儋則已結子爛紫可食味甘美中有細核嚼之瑟瑟有聲亦頗苦沁兒童食之使大便難野人夏秋下痢食葉輒已

子活血補血研濾為膏餌之又止腸滑

甘蔗滓

綱目甘蔗條瀕湖特補蔗滓言其治小兒白禿燒烟入目暗其他未能悉今復廣之

救生苦海收口長肉背疽惡瘡用之屢效收甘蔗滓曬燥煅存性研極細以小竹管如瘡口大者一個以細夏布紮緊於上節藥填

滿瘡孔内膏藥蓋住自能收口
醫鏈云對口一名臯疽用甘蔗滓焙燥爲末白色狗屎焙末和勻
將竹管一個稀絹包竹管頭入藥篩膏藥上貼之垂死者亦生
痘疔經驗單方用甘蔗滓曬乾真香油點燈燒成灰以津液調
勻銀簪挑破點上立效一方加珍珠油臙脂調塗更效 敏按蔗
有數種紫皮者名崑崙蔗青皮者乃扶風蔗也黄海若云凡痘疹
不出及悶痘不發毒盛脹滿者此痘屬急證宜以青皮甘蔗搾汁
與食不時頻進則痘立起其寒散解毒之功過于蚯蚓白鴿惜人
不知其功用入藥如用滓亦宜以青皮蔗滓爲上

甘蔗皮

甘蔗皮 綱目止載治口瘡而不知其皮可入香料海外三珠有四葉香餅乃用蔗皮又乾者墊卧可除鬱熱本草滙有接氣沐龍湯亦用其皮故為補其說

蠟梨初起 百草鏡紫甘蔗皮煆存性香油調塗接氣沐龍湯專治陽衰久瘻滑精不用内服惟主外治大約患此者或由縱慾或憂鬱所致或心腎不交用此最妙紫稍花甘草甘遂良薑文蛤母丁香巴戟天川烏附子吳茱萸川椒細辛淫羊藿蛇牀子棟樹子甘松各一兩瑣陽蓯蓉官桂羊皮紅蔗皮滿山紅罌粟殼水泡去筋各二兩紅豆七十粒須擇酒藥内所用辣者白頸蚯蚓七條

炙倭鉛八兩切薄片勻七劑每日一劑瓦鍋內煎湯先薰後洗以冷為度至晚重溫藥湯再洗如此七日內禁房事

坐板瘡　甘蔗皮燒存性香油調搽　家寶方

竹衣乖　經驗廣集此藥治竹衣乖並無皮膚膿血淋漓赤剝楊梅一切胎毒用蘆甘石煅淬入黃連汁三次童便四次一兩黃柏豬膽塗炙七次紫甘蔗皮燒存性孩兒茶石脂各五錢菉豆粉炒七分氷片五分為末先用麻油將雞蛋黃煎黑去黃候冷調塗即愈

猴闥子

綱目拾遺　卷九　畢音

宦遊筆記出臨海深山茅草中土名仙茅果秋生冬實樵人采食
并可磨粉其性溫補然城市亦無食之者綱目有妝騷子形與此
別又臨海出猴總子一名土柿每年九十月間生形與紅柿同皆
非一物臨海異物志猴闥子如指頭大味苦可食他處所無
性溫煖丹田益五臟健脾增氣力

瓜子殼

傳信方治腸紅不論新久三服全愈用地榆皮炒一錢白薇一錢
五分蒲黄炒黑一錢桑白皮一錢五分瓜子殼二兩煎湯代水
又不藥良方獨用瓜子殼一味煎服治腸紅下血

吐血　不藥良方：瓜子殼一茶鍾，煎湯一碗，服下血即止。

橙餅

同壽録有製橙餅法，方擇半黄無傷損橙子，太青者性硬難酥，將小刀花成稜，入淨水浸去酸澁水一二天，每日須換水，待軟取起，擠去核，再浸一二天，取起將簪脚插入每縫，觸碎内瓤，然後入鍋用清水煮之，勿令焦，約有七八分爛，取出拌上潔白洋糖，須乘熱即拌，即日曬之，待糖吃進，再摻再曬，令糖吃足，將乾糖再塞入橙肚内，罨壓扁，入瓶貯用，亦可點湯服。

消頑痰，降氣和中，開胃寬膈，健脾，解魚鼈毒，醒酒，若氣虚瘰癧者

橙餅　津符子　必思答

勿服

津符子

産緬甸見千金方

味苦平性滑益心血養肺金止渴生津液多食口爽失滋味安和五臟久食輕身明目治瀉痢不止男婦虛勞咳嗽吐膿血肺癰肺痿聲啞欲死者每日啖十枚一月不間斷即愈

必思答

産回回國見忽必烈飲膳正要

味甘無毒治調中順氣滋肺金定喘急久食利人三陰瘧百藥不

效必思答三枚酒一盞煎半飲之即止

難產不下或子死腹中必思答七枚酒煎服之即下又治胞衣不

下

古人稱爲黃子

黃皮果

廣志黃皮果狀如金彈六月熟其漿酸甘似葡萄與荔支並進食

荔饜飫以黃皮果解之諺云飢食荔支飽食黃皮綱目於果部附

諸果條下僅引海槎録云出廣西橫州狀如楝子及小棗味酸至

其功用並未之及焉今依廣志補之

消食順氣除暑熱廣志酸平無毒主嘔逆痰水胸膈滿痛蚘蟲上攻

心下痛食物本草

敏按廣東瑣語載果中有白蠟子與黃皮果絕相似而味尤勝諺有云黃皮白蠟甜酸相雜想功用亦不甚遠也

廣東通志黃皮果大如龍眼又名黃彈子皮黃白有微毛瓤白如肪有青核數枚甚酸澀食荔支太多用黃皮果解之

甘劍子

狀如巴欖子仁附肉有白膜不可食能發人病北人呼為海胡桃味甘氣烈治脾胃虛寒食少洩痢不止形體尫羸洩下虛脫百方不效用甘劍子七枚連殼煅為末空心酒下三服即止再用調理

藥

揚搖子

生閩越其子生樹皮中體有脊形甚異長四五寸花鏡此果長三寸色青無核臨海異物志揚搖有七脊子生樹皮中其體雖異味則無奇長四五寸色青黃味甘

味甘無毒通百脈强筋骨和中益氣潤肌膚美顏色

海梧子

出林邑樹如梧桐色白葉似青桐子如栗肥甘可食 南方草木狀占城即林邑產海梧子與中國梧同但結實絕大形如小栗三

角肥甘樽俎間佳果也
味平無毒利大小腸益智慧開心胸明耳目
心下怔忡夜多惡夢健忘每日空心食海梧子十數枚月餘自愈
疝氣囊大如斗海梧子七個燒灰服之愈

木竹子

出廣西皮色形狀如大枇杷肉味甘美秋冬實熟味甘性平治噎
逆不食關格閉拒不通脾虛下陷肛門墜脫不收清熱涼大腸去
積血利百脈通調水臟止渴生津解暑消酒利耳目治咳嗽上逆

槿子

出九真交趾子如桃實長寸許二月開花連著子五月熟色黃鹽藏食之味酸如梅

性涼平清心潤肺止渴生津制亢極之陽光消炎蒸之暑氣又降三焦實火治鼻中出血及牙宣牙齦出血用柽子核連仁燒存性調水含咽即止

櫓罟子

桂海虞衡志出廣西大如半升盌數十房攢聚成毬每房有縫冬生青至夏紅熟

味甘補脾胃固元氣制伏亢陽扶持衰土壯精神益血寬痞消痰

解酒毒止酒後發渴利頭目開心胸益志

婦人不孕用櫓罟子浸好酒內三日日日飲之百日有孕又目生翳障漸漸昏暗視物不明櫓罟子浸白蜜內每日連蜜喫一枚一月即退

羅晃子

出廣西夏熟味如栗形如橄欖其皮七層　出橫州者皮九層剝至九層方見肉故又名九層皮果

思恩府志羅旺子俗名九層皮果形類蠶豆可茹味如煨栗外有黑殼連內有皮九層故名產于山樹中

味甘性溫治臟腑生蟲及小兒食泥土腹痛癖痞積硬
養肝膽明目去翳止渴退熱解利風邪消煩降火調胃吐食或食
下即吐或朝食暮吐暮食朝吐用羅晃子七枚煅存性每日酒調
下方寸匕服完為度即愈
腹中疣蟲上攻心下痛欲死面有白斑用羅晃子牽牛子各七枚
水煎服蟲自下

夫編子

南方草木狀出交趾武平山谷三月開花連著子五六月熟入雞
魚豬鴨羹中味最美亦可鹽食味甘性平主寧心志養血脈解暑

渴利水道生津液止逆氣喘急除煩清熱潤肺滋命門益元氣骨
蒸勞熱四肢瘦削如枯柴用夫編子同白鴨煮爛不用鹽醬日日
啖之喫鴨三頭見效

白綠子

出交趾樹高丈餘味甘美似胡桃

味甘平主潤肺止渴清熱消食祛風暑濕氣治疥癬及山嵐瘴氣
所侵變成痎瘧寒食往來頭痛痰逆

足膝屈弱難行寒濕邪氣所侵用白綠子一片舂爛浸酒日飲一寸
次月餘全愈

繫獼子

廣志狀圓而細色赤如軟棗其味先苦後甘可食味平無毒主益五臟悅澤人面去頭面諸風

産後痢疾不止用繫獼子一合酒水各一盞煎八分空心服下片刻即效

人面子

出海南又出廣中樹如含桃子如桃實（大僅如錢）春花夏至秋方熟蜜餞可食甘酸其核兩邊俱似人面耳目口鼻無不畢具

廣志人面子大如梅李其核類人面耳目口鼻皆具肉甘酸宜為

[illegible]

蜜餞仁絕美以點茶如梅花片光澤可愛茶之色香亦不變以增
城水東所産為佳其核中仁搖之即脫去他産則否此樹最宜沙
土沙土鬆易發數歲即婆娑偃蓋山民植之以為利味甘性平無
毒醒酒解毒治風毒著人遍身疙瘩成瘡或痛或痒食之即愈
難産不下産母手握人面子一個單日右手握雙日左手握即下
嶺南雜記人面子煮肉及鴨必用搥爛熬膏甘酸益津

四味果

出祁連山木生如棗剖以竹刀則甘鐵刀則苦木刀則酸蘆刀則
辛行旅得之能止飢渴

味甘辛酸無毒明目養肝寧神定志和胃進食下氣止欬
腎虚腰痛不能反側用四味果同狗腰子煮熟並食每日一次立
月愈
敏按東方朔神異經云南方大荒有樹名如何結子味如飴有核
形如棗子長五尺圍如長金刀剖之則酸蘆刀剖之則辛食之者
成地仙不畏水火白刄又啟蒙記如何隨刀而改味或曰此即仙
經所謂大棗據此二說即今四味果也

千歲子

南方草木狀出交趾蔓生子在根鬚下綠色交加如織一苞恒二

千歲子　候騷子

百餘顆皮殼青黃色殼中有實如栗味亦如之乾則殼肉相離撼之有聲如肉荳蔻　嶺南隨筆千歲子多子根鬚子乾則殼肉相離撼之有聲

味甘平主和中益胃利肺除熱止渴醒酒解暑

小便閉塞用千歲子十數枚打碎水煎飲下即通利

發背惡瘡用千歲子不拘多少搗爛如泥調塗三次見效

候騷子

蔓生大如雞卵味甘性冷消酒輕身王太僕曾獻之見酉陽雜俎

甘寒無毒食之不飢延年强健消酒除濕治黃疸小便不利溺如

黄金色口渴煩熱齒痛牙宣出血不止
小兒重舌木舌候騐子核燒灰擦之或用蜜調塗亦可
浮癰發背候騐子煎湯飲之再搗搽之大效

仙掌子

乃仙人掌上所生子也粵語仙人掌多依石壁而生葉勁而長若鼪鼯狀開花儼若鳳形子生花下名曰鳳栗葉曰鳳尾笏發苞外類芋蕖内攢瓣如球各孳子珠於掌一枝一掌自下而上子自青赤而黄有重殼外厚内薄熟其仁食之味甜兼芡栗可以延年又名千歲子此草可辟火廣人多植之堂側姓宜沙土惡肥膩　明

黄佐仙人掌賦序仙人掌奇草也多貼石壁而生惟羅浮黄龍金沙洞有之葉勁而長若齟齬狀發苞時外類芋魁内攢瓣如翠毬各擘子珠如掌然青赤轉黄而有重殻剖之厚者如外如小椰可為匕勺薄者在裏如銀杏衣而裏圓肉煨食之味兼芡果可補諸虚久服輕身延年俗呼為千歲子此與蔓生者名同物異也雲南通志仙人掌葉肥厚如掌多刺相接成枝花名玉英色紅黄實似山瓜可食

味甘性平補脾健胃益脚力除久瀉

敏按羣芳譜仙人掌出自閩粤非草非木亦非果蔬無枝無葉又

并無花土中突發一片與手掌無異其膚色青綠光潤可觀掌上生米色細點每年只生一葉于頂令歲長在左來歲則長在右層纍而上植之家中可鎮火災如欲傳種取其一片切作三四塊以肥植之自生全掌矣近日南浙亦有據所載當另是一種與此全別或名同物異歟

酒杯藤子

出西域藤大如臂花堅硬可以酌酒文章快澈實大如指味如荳蔻食之消酒相傳張騫得其種于大宛

甘辛平無毒消食下氣消酒止渴辟邪瘧消癰腫殺蚘蟲治尸蛀

劳瘵蟲蠱瘰癧瘿瘤結核癰疽潰爛食果成積用酒杯藤子燒灰糖拌服下五七錢自效

飲酒過量成病用酒杯藤子煎服極驗

蒲桃樹

羅浮志蒲桃樹高二三丈其葉如桂四時有花叢鬚無瓣如翦出絲毬長寸許色兼黄綠結實如蘋果殼厚半指絶香甜核與殼不相連屬搖之作響羅浮澗中多有之猿鳥含啄之餘隨流而出山人阻水取之動盈數斛以之釀酒曰蒲桃春經歲香不減作膏尤美

蒲桃樹全如桃皮葉点純似之与桂大異實如大杯香与玫瑰無二

藥果
嶺南隨筆藥果似橙而味酸可染紅
治皴

蕳子
出交趾合浦藤緣樹木正月開花四五月熟如梨赤如雞冠核如
魚鱗
甘平無毒主中惡氣飛尸邪蠱心腹卒痛狂邪鬼疰溫瘧夢寐邪
惡心神顛倒不寧昏冒如癡治驚癇恍惚或語言不倫歌笑不徹
用蕳子核七枚燒末入硃砂少許薑湯下方寸匕自愈

楸子

食物考甘酸小於沙果色黄紅黑如櫻桃顆産于代北味頗清香作脯點茶俱可此與林檎同名異類本草未分故正之多食濇氣令人好睡子宜去盡食之煩心

隈支

益都方物畧記生邛州山谷中樹高丈餘枝修而弱開白花實大如雀卵狀似荔支肉黄味甘

味甘無毒治七種疝氣及一切瘡瘍疥癬

以上自津符子至隈支止諸果品綱目附録諸果後僅載其形狀

不錄其主治而沈雲將食纂云諸果都出外國及邊瘴地方雖不常見但俱屬果品不惟可口兼可療治百病凡行歷遠方者即當移其種流傳中土有功于世不小故附錄而兼細核其主治予因取之以補李氏之遺至其形狀綱目已詳載而復列入者亦欲覽者便于解後日遇物能名故不厭重贅也

呂宋菓

本草補呂宋島中產一果名加穵弄外肉而內核味苦不堪食其初惟有一處深山峻嶺生此樹甚高大土人多不識旅人至島百年前始知其果可用近三十年頗悉其療治各病極有奇驗遂攜

至中國若用果之皮肉其效尤捷有呼爲寶豆者豆言果之形狀
寶言其貴重也
治中毒服毒將果或磨或刮以清水或清油調服毒即吐出蛇蝎
蜈蚣等傷磨清水服之并刮敷患處　疫疾中風昏仆磨水服
腹痛瀉痢磨水服　瘧疾初作磨水服　刀斧傷血涌刮末敷患
處即止血止痛　蛔蟲痏積磨水服蟲即吐出　難産磨水服
頭瘡痒爛臘梨切碎此果以油煎之擦上即愈　風痰新發百肢
疼痛難當切碎油煎乘熱徧擦向火取煖隨以布向火取熱覆病
人身上而睡被蓋不見風即愈　潮熱磨水服漸減而愈

諸穀部

沙米

延綏鎮志苗莖如麻葉類艾而稍圓有刺高尺許生子成房粒細如黍杵去皮用羊羹作食服之不飢邊外名黍喇棘瀚海記沙蓬米凡沙地皆有之鄂爾多斯所產尤多枝葉叢生如蓬米似胡麻而小性煖益脾胃易於消化好吐者多食有益作為粥滑膩可食或屑之可充餅餌茶食之需人海記張家口內保安沙城一帶地產沙蓬實如蒺蒺中有米如稗子食之益人　藥性考云蓬蒿之實名曰沙米清熱消風飢荒食旨

沙米　西國米　珠兒粉

味甘性溫通利大腸消宿食治噎膈反胃服之不飢

西國米　珠兒粉　竹米附

嶺南雜記出西洋西國煮不化而色紫柔滑者真偽者以葛粉為之　通雅今南楚兩粵專採葛根作粉食其粉可作丸曰葛粉丸廣人以假充西國米能醒酒　柑園小識西國米來自閩廣洋艘大如綠豆以色紫煮不化者為真健脾運胃功最捷久病虛乏及病初起煮粥食最宜

珠兒粉　洋船帶來粵澳門杭寧波乍浦通舶市者皆有形絕細如蘇子勻圓而白云係外洋人採葛根及薇箕根或茹粉所造煮

之須滾水沖泡粒粒分明如魚子樣極柔滑以糖和食或淡食氣清香味甘滑明目運脾開胃解酒生津久服尤能强腎而益東西洋考大泥即古浡泥今隸暹邏土產有西國米亦名沙孤米其樹名沙孤身如蕉空心取其裏皮削之以水搗過舂以為粉細者為王米最精粗者民家食之以此代穀今賈船慮為波濤所漏只携其粉歸自和為丸庚申十月予在陳夔友家見有胡西蔵盛以玻瓈小筆管瓶內蔵白而細與珠兒粉無別云得自王撫軍署可入藥大能消痰其甥女一夕患肺風痰喘危極兒醫多言不救用此一錢調薑汁灌下其痰如失

竹米　陳倉米

竹米　物理小識竹結實斑文兩兩相比謂之竹米

下積如神

陳倉米朱公米附

嶺南雜記武昌漢陽門内有陳友諒倉基甲子年有掘得黑米者色如漆堅如石炒之即鬆　秋燈叢話康熙甲子武昌郡廣福坊掘得黑米數十斛堅如石炒研為末治膈證如神傳為陳友諒積粟所又天門學宮前改建北郭倉基地亦掘得黑米治疾頗驗乾隆丙申黄州重脩郡學疏濬泮池池底積粟甚夥色似漆而堅治病效如前人争取之太守王公廷詔恐係前人鎮壓物禁而掩之

敏按酉陽雜俎乾陁國尸毗王倉庫昔為火所燒其中粳米焦者至今尚存服一粒永不患瘧炒研治膈症如神　不藥良方陳年倉米治卒心痛燒灰和蜜服之即止

朱公米　南中紀聞靖州南二十里飛山砦相傳為元來朱都督屯兵之所墻礫閒時有米粒色微黑而不腐云是朱公所遺兵糧游客謁神祠取輒得之至今尚有

療脾疾、

山穀

宦遊筆記出塞外土人名烏爾格納莖長尺餘細如草節如竹葉亦如竹每二節一葉秀穗類蓼花結粒如穀而色紅採之曬乾去其皮煮粥粥似穀香蒙古用以充飢兼碎麵合茶商民均雜粟食之色紅豔可愛而味與穀無辨故名之曰山穀實生於水濱或山溝爾

味甘香行氣利水清大小腸火亦補脾胃

根　蒙古人名墨克爾外皮微細內實粉白味甘美蒙古生啖商民合肉熬食秋冬之際蒙古搜掘鼠穴得食物盈筐內多此物長二三寸俱野鼠嚙截運藏者

味甘生津滋潤血脈調營衛利水

青稞黃稞

藥性考青稞仁露于外川陝滇黔多種之味鹹可釀糟帀酒形同大麥皮薄麵脆西南夷人倚為正食下氣寬中壯筋益力性平涼除濕發汗止洩多食脫髮損顏色

米油

此滾粥鍋內煎起沫釀滑如膏油者是也其力能實毛竅最肥人用大鍋煎煮五升米以上者其油良越醫全丹若云黑瘦者食之百日即肥白以其滋陰之功勝于熟地也每日能撇取一碗淡服

最佳若近人以熟粥絞汁為米油未免力薄矣

味甘性平滋陰長力肥五臟百竅利小便通淋

精清不孕　紫林單方用煮米粥滚鍋中面上米沫浮面者取起

加煉過食鹽少許空心服下其精自濃即孕矣

鍋焦　陳久年糕附

一名黄金粉乃人家煮飯鍋底焦也取僧寺中米多焦厚者入藥

良

味苦甘性平補氣運脾消食止泄瀉八珍粉用之

鍋焦丸　小兒常用健脾消食家寶方用鍋焦炒黄三斤神麴炒

四兩砂仁炒二兩山查四兩蒸蓮肉去心四兩雞肫皮一兩炒共為細末加白糖米粉和勻焙作餅用

老幼脾瀉久不愈 梁侯瀛集驗方鍋焦為末四兩蓮肉去心淨末四兩白糖四兩共和勻每服三五匙日三次食遠下

白瀉不止 種福堂方乾飯鍋粑二兩松花二兩炒臘肉骨頭五錢烘脆共為末砂糖調不拘時服

脾胃不健 祝氏效方鍋焦二斤蓮肉一斤白糖半斤蜜一斤丸如桐子大每服數十粒空心白湯送下

玉露霜 治老人脾泄最效白朮炒二兩陳皮一兩五錢蓮肉去

陳久年糕 阿迷酒

心四兩薏苡仁四兩炒糯米一升炒菉豆一升炒熱陳米鍋焦一升炒糖霜量加共為末每用二三錢滾水調勻服之行篋檢秘

預稀痘疹　不藥良方銀花金者不用陰乾鍋粑每一升入銀花一兩共研末用洋糖或做糕餅或開水調和每日令小兒食之

陳久年糕　燒灰治痢

阿迷酒

出東洋氣味香洌頗醇厚每服不過半盞大能助元氣驟長精神估舶帶来凡督撫大員輒多備貯為不時之需或遇要事疲憊一滴入口精神百倍較鴉片尤速　物理小識吉利重時以紅花芇

胡桃入麹釀者醫沒數效

味甘辛竄達能搜通百脈益元生氣每日少飲一二滴理怯如神

酒釀 酒蕈附

俗名酒窩又名浮蛆乃未放出酒之米醇也味釅厚多飲致腹瀉

性善升透凡火上行者忌之

味甘辛性溫佐藥發痘漿行血益髓脈生津液

赤眼淹纏祝氏效方杜仲厚朴桑白皮檳榔各一錢取雄雞肝一

個忌見水去紅筋入白酒釀六兩隔湯蒸熟去渣以湯肝食下隔

二日再服一次全愈　小兒鼻風吹乳腫痛劉啟堂經驗方用酒

釀和菊花葉敷上立愈無葉用根甘菊葉尤佳搗汁沖和服更效

吹乳方周氏家寶用苧麻根嫩者妙和白酒釀少許共搗爛敷患處一日夜即消忌食發物

頭風妙淨方用蒼耳子白芷穀精子各五錢川芎三錢甜酒釀四兩老酒二碗煎一碗服

夢遺白濁救世青囊酸梅草二錢孩兒菊二錢搗取汁取不見水酒釀空心量服

難產用酒釀麻油蜂蜜童便雞子白各半盞煎溫服即下

痘出不起不藥良方用狗蝇七枚如冬日取蝇在狗耳內將來搗爛和酒釀服即日發起紅潤可觀

痘瘡不起良方集要荸薺搗汁和白酒釀頓溫服之但不可頓大熱大熱則反不妙慎之

保元丹千金不易方此丹張氏家傳已五世矣黃精一斤甘枸杞四兩酒釀五斤好黃酒五斤入罐煮一炷香每飲一茶杯藥渣搗為丸加胡桃肉八兩大黑棗八兩青州柿餅一斤

酒蕈生酒罈中不恒有凡藏酒之家千百罈酒間有一罈啟之中空無酒下有蕈結于中其蕈初結之時酒上薄凝如衣膜久則漸厚一二寸便能滲酒將酒中精華醇釀之氣盡攝于膜內乃漸厚猶亦少久久則酒乾所存十不餘一啟視之其膜如鮮海蜇濡潤而軟嗅之作酒香微帶黴蒸氣識者取之焙乾乾者如瓜皮面青黑背作肉紅色濕軟如棉可入藥益酒能生蕈必罈係新出窑

未脫火氣而置酒之地又為濕熱所蒸致中變而成此故造釀家用罈貴舊而不貴新也金御來自慈谿歸帶有酒蕈出以相示云彼土亦間有之不多見也治一切酒傷酒勞酒疸因酒成病諸證服之立效

神黃豆 緬豆 回回豆 青花豆 真寧豆

池北偶譚產滇之南徼西南夷中形如槐角子視常豆稍巨用箐瓦火焙去其黑殼碾末白水下之可永除小兒痘毒服法以每月初二十六日為期半歲每服半粒一歲每服一粒一歲半每服一粒半逾至三歲服三粒則終身不出矣或曰按二十四氣服之以

二十四粒為度或云水畢閉日服 珍異藥品云出雲南近西地方痘將發未發時用神黃豆連殼焙燥用痘研細水服之本經逢原云神黃豆產緬甸形如槐子近時稀痘方用之一陽日用清水磨服 痘學真傳云神黃豆出雲南能稀痘生熟各一粒甘草湯咀服

寧陽張琰種痘新書云凡痘自胸以上自臍以下俱有而中間一截全無者名兩頭痘此氣血不能貫通上下而腰臍之間為寒毒凝滯也若不急治七日之後必變灰白之證矣見點時急用生芪當歸赤芍桔梗防風荊芥厚朴續斷白芷山查木通神黃豆三十

五粒服此中間方有痘乃可無虞
詔備攷普洱府及永昌府皆出神黄豆能稀痘青花痘可治瘡有
客帶滇産神黄豆來其形如細竹筒長可三四寸搖之有聲其中
如竹節片片相疊剖出如棋子樣白色包裹中含一豆黄色光亮
形如瓠子中有綫痕堅實而扁服之解痘毒
按神黄豆有二種百草鏡云出雲南普洱府又四川亦産莢如連
翹畧短内有豆微紅色産雲南者形如槐角子比蠶豆畧大凡土
焙乾去外黑殻用二種形狀不同係地土所産各别然其稀痘解
毒之性則一也　寶笈方痘將出時用神黄豆按一歲一粒剥去

外殼并內皮將瓦焙燥一半留生一半芫荽湯調服毒重者稀毒輕者更稀十餘歲者亦不過七粒倘未出痘者亦如法以水調服之竟不出痘宜三月三五月五七月七九月九等日

緬豆　滇略緬豆如豆蔓生子大如栗斑文點點咀之敷惡瘡良然性迅惡誤服之吐瀉致死五雜俎云滇中有神黃豆似五棓子能令兒童稀痘然亦不甚驗也

回回豆　五雜俎云出西域狀如椿子磨入麪中極香能解麪毒

青花豆　宦遊筆記雲南永昌府有青花豆出于外地夷人帶來易貨者治瘡

滇寧豆　出陝西慶陽真寧地味甘平能解諸藥毒

穞豆

逢原云細黑豆一名穞豆俗名料豆今人以飼馬故俗又呼為馬料豆從新云黑大豆中之小者為馬料豆不知料豆雖小而形長微匾與黑豆形迥别當另是一種綱目穞豆下僅載其能去賊風風痺治婦人產後冷血而已其他一切功用全未之及今為補之杭州府志黑豆之細者曰穞豆細而匾者曰零烏豆俗名馬料豆可肥馬

味甘溫無毒壯筋骨止盜汗補腎活血明目益精入腎經血分同

青鹽旱蓮草何首烏蒸熟但食黑豆則鬚髮不白其補腎之功可知今人以製何首烏取以引入腎經也炒黑淋酒治頭風腳氣以其直達腎經血分煮汁服解烏附丹石藥毒

藥性考本經黑大豆即今之馬料豆也其色黑而形如人腰故入腎經益水明目多服令人身重一年後復原久服身輕非花豆中之黑大豆也凡服豆忌萆麻子厚朴豬肉歌云黑大豆甘腰子樣式所以補腎藥餌宜入即是料豆煮溫炒熱調中下氣止痢攣急利水除脹追風活血生研敷腫吞止煩渴解一切毒甘草煎汁傷中淋滴產後諸疾明目悅顏製服有益　又說穭豆即小黑豆因

綱目合並誤也　穭豆

其粒細稱驢豆別馬料也治産後血風冷痛其粒細不及馬料歌
云穭豆黑小能逐邪風冷痺血滯浸酒和融　雨蓑翁食記小黑
豆入鹽煮久食大能補腎事親述見穭豆補五臟益中助十二
經脈調中煖腸胃殺鬼氣舒筋
紫虛子吞豆法黑料豆淘淨晾乾以淨瓶貯之初服每日一粒以
白湯生吞之次日吞二粒每日加一粒至百日吞百粒從此每日
吞百粒但初起服之腸胃未剛每遇大便須看豆化不化如豆化
則漸加倘未化仍照舊勿加必待食之能化然後遞加至百粒為
度服之能益精髓壯力潤肌髮白復黑久則轉老為少終其身無

疾病也
救生若海有嫦娥奔月方與紫虛吞豆法同但其法按太陰盈虧之數初一吞一粒逐日加一粒至望日十五粒而止十六日又逐日減一粒至晦日一粒而止月初則又加起與紫虛之法微有不同并附以備用

絶瘧製首烏剩下黑料豆可以絶瘧凡四日兩頭瘧用豆煎湯服即愈　截三日瘧祝穆效方常山雲苓官桂甘草檳榔各三錢小黑豆四十九粒酒水各二碗慢火煎二碗當晚先服一碗蓋煖而睡留一碗至次日須將發前早兩個時辰服要熱服蓋煖臥待瘧

至至亦輕鬆亦有當日而愈愈後忌房事或食生冷勞碌風霜忌
食雞羊牛蛋白扁豆半月永截不發　又方秘方集驗治瘧檳榔
蘿菔子常山甘草各一錢紅棗四枚烏梅七枚馬料豆每歲一粒
水二碗煎一碗服忌三日葷酒永不再發　痰喘氣急同壽録用
梨挖空中心納小黑豆令滿留蓋合住紮緊糠皮煨熟搗作餅每
日食之　赤白帶下白果去皮煮熟蜜餞每日清晨吃七枚再食
炒馬料豆一兩白滾水送下數日愈　中風口噤文堂集驗方馬
料豆一升煮濃汁如飴含汁在口即能言也　解藥毒凡服藥過
多以致頭面浮腫唇裂流血或心腹飽悶臍下撮痛者用馬料豆

綠豆各四兩合煎汁連豆服病好為度　黑白九百草鏡方開胃消食健脾補腎馬料豆白蒺藜去刺各一斤炒磨末蜜丸梧子大每服二三錢滾水送下　盜汗文堂集驗方蓮子七粒黑棗七枚浮麥馬料豆各一合水煎服三次愈　明目補腎兼治筋骨疼痛不藥良方小紅棗十二枚冷水洗淨去蒂甘州枸杞子三錢小馬料豆四錢水二碗煎一碗早晨空心連湯共食之　痘風爛眼集驗云風爛眼用醃白梅一個去核入綠礬少許川椒三十粒以五銖錢二個夾之用苧麻紥住無根水浸洗自愈若出痘得此證再加馬料豆一歲一粒投水中　妊娠腰痛酸軟產家要覽馬料豆

穭豆

二合炒焦熟白酒一大碗煎至七分空心下

煮料豆方　明太醫劉裕德有增補内經拾遺四卷其種子論後載有煮料豆藥方云老人服之能烏鬚黑髮固齒明目當歸四錢甘草川芎廣皮白术白芍丹皮菊花各一錢杜仲炒黄芪各二錢牛膝生地熟地各四錢青鹽六錢首烏枸杞子各八錢同馬料豆煮透曬乾去藥服豆　又方義復方云常食大有補益馬料豆五升桑椹半斤枸杞子四兩肉蓯蓉半斤竹刀切去筋青鹽龍骨各二兩同豆煮熟和藥同曬乾貯罐用　又方呂逸儒傳方何首烏一斤用馬料豆汁煮或老酒亦可要九蒸九曬枸杞一斤酒蒸曬

乾搗末和匀曬馬料豆一斗再用料豆五升煮汁以汁煮豆曬乾九蒸九曬或用好酒煮亦可兔絲子一斤酒煮曬焙補骨脂一斤酒洗焙真川椒四兩曬烘青鹽二兩川牛膝一斤酒煮焙煉蜜為丸服之又方何首烏二斤青鹽一兩棗仁杜仲枸杞各二兩遠志小茴香陳皮各一兩肉蓯蓉薏苡仁香附茯苓川芎各二兩五味子牛膝補骨脂木瓜各一兩五錢歸身三兩肉桂五錢防已一兩二錢甘草八錢小黑豆一斗用水煎藥數十滾瀝出渣以藥汁煮豆汁盡為度曬乾每服百粒開水下 牛真君三豆湯楊春涯驗方錄豆赤豆馬料豆各等分每日煮湯與小兒吃出痘自稀如

穭豆

遇痘毒亦用此湯飲之搗搽敷上其毒自消　治陰證手足紫黑集驗方黑料豆三合炒熟好酒烹滚熱服加葱鬚同烹更妙

四寶大神丹周氏家寶能治五勞七傷服藥後忌腥臭發物房事馬料豆五升用混堂油製九次黄芪八兩人乳製七次白當歸酒洗四兩金櫻子二斗去内子與毛外去刺淘淨熬膏臨收時加童便一二盞聽用右將前三味和金櫻膏丸如梧子大每服三錢桂元湯下

服藥丸方周氏家寶用馬料豆一升炒蟬退四兩酒洗去頭足木賊草四兩去節兎絲子一斤炒甘菊花四兩曬乾白蒺藜一斤各為末水法為丸每服二三錢晚服滚湯下如若年高桂

元湯下　腎虛腰痛并治陰虧目昏活人書用腰式烏豇豆馬料豆各一兩煮湯入鹽少許五更乘熱服忌鐵器陰虧目昏老眼失明活人書馬料豆甘枸杞女貞子各十兩陰虧目昏除女貞子為末煉蜜丸桐子大早晚服二三錢自效

治產後中風口噤目瞪角弓反張姚希周集驗用黑料豆鍋內炒極焦沖入熱黃酒內服之立效再服回生丹全愈　中附子川烏天雄斑蝥毒者不藥良方馬料豆煎汁服之即解

延齡廣嗣仙方用淮生地酒煮何首烏酒煮旱蓮草鹿銜草真者絕少用仙靈脾代之以上各三兩按四時乾山藥乳拌白茯苓乳

拌當歸身酒炒真青鹽以上各一兩按分至石菖蒲菟絲子肉蓯蓉酒浸去膜補骨脂五加皮骨碎補淮牛膝白甘菊原杜仲酒炒斷絲枸杞子蛇牀子槐角子金櫻子覆盆子川黄柏建澤瀉以上各五錢按十六節以上二十四味俱合二十四氣除去青鹽鍋内煎汁至半濾渣再將渣煎過半濾清沖和煎濃入馬料豆三升七合女貞子一升七合按陰陽二炁二至二分合年月日時週天度數餘一合半以置閏煮數十滾將青鹽研細傾入同煎以汁盡為度取豆曬乾收貯磁瓶每晨四錢滾湯送下如過出門飢餓即可嚼食代點此豆謹按二十四炁陰陽合週天度數製法得中和補

益之妙久服能令人鬚髮再黑齒落更生耳目聰明手足便利壯陽補腎固本還原多育子息多增年壽常服不斷可成地仙凡腎虛目上盛下虛者尤為切合

各種癬方陳別駕彬曾任太醫院官有治各種癬方用馬料豆以瓦罐不拘多少裝入罐內罐口以銅絲罩格住使豆不能倒出然後用大高邊火盆一個盆鑿一孔將罐倒合孔上四圍以乾馬糞壅之火燃罐底盆底下用磚墊空安碗一個接油上用火煨罐內豆自焦有油從盆底滴入碗中色如膠漆以搽癬三次即愈

穭豆葉　治瘤急救方頸後粉瘤馬料豆葉辟麝香草同搗敷患

穭豆葉　蠶豆殼

處其瘤漸軟漸消破則手擠去粉疕瘡不破聽其自消

蠶豆殼

治癧痒行篋檢秘油鹽蠶豆殼一鍾麻油浸一週時取起將豆殼瓦上焙研為末麻油調搽患處立愈　藥性考云蠶豆苗能醒酒膈食醫學指南用蠶豆磨粉紅糖調食數次即愈　小使日久不通難忍欲死者慈航活人書蠶豆殼三兩煎湯服之如無鮮殼取乾殼代之　黄水瘤瘡經驗集云凡大人小兒頭面黄水瘡流到即生蔓延無休者用蠶豆殼炒成炭研細加東丹少許和勻以真菜油調塗頻以油潤之三日即愈　胎漏種福堂方用炒熟蠶

豆殼磨末每服三四錢加沙糖少許調服禿瘡張卿子外科秘方用鮮蠶豆搗如泥塗瘡上乾則換之三五次即愈如無鮮者乾豆以水泡胖搗敷亦效吐血張卿子方以蠶豆殼四五年陳者妙煎湯飲之即愈天泡瘡蠶豆黑殼燒灰存性研末加枯礬少許菜油調敷一次即愈

醬油 糟油

以麪豆拌罨成黃鹽水漬成之狀造者味厚秋油則味薄陳久者入藥良

味鹹性冷殺一切魚肉菜蔬蕈毒塗湯火傷多食發嗽作渴

解食菰作脹以陳年醬油飲少許即消　中輕粉毒以三年陳醬油化水頻漱之集簡方

糟油　藥性考摩風瘙腰膝痛開胃煖臟止嘔噦解蔬菜毒

腐

腐漿　腐渣　腐皮　腐乳

腐巴　腐泔　腐沫　麻腐

瀕湖綱目於豆腐集解註腐皮堪入饌而漿乳皆遺之又胡麻亦可作腐綱目胡麻條亦遺之今悉為補概名曰腐

腐漿　味甘微鹹性平清咽袪膩解鹹滷毒藥性考云味甘微苦性涼清熱下氣利便通腸能止淋濁用銀杏研漿

傷寒十日不汗張卿子妙方用未點豆腐漿一大碗調好白蜜熱

服即出汗愈神效　夾出腫痛難走者熱豆腐漿加松香末搗勻敷過夜即好行走永無後患　大便下血古今良方荸薺一斤或半斤豆腐漿不沖水者一大碗將漿頓極熱搗荸薺汁乘熱沖入飲之　鹽哮救生苦海用豆腐漿點糖少許日日早服一碗不間斷過百日自愈　治黃疸劉羽儀驗方每日空心冷吃生豆腐漿一碗吃四五次自愈忌食生蘿蔔　痰火吼喘經驗廣集飴糖二兩豆腐漿一碗煮化頓服愈　治勞及自汗回生集方用黑豆淘淨磨成腐漿鍋內熬熟結成皮每日一張用熱黑漿送下即效凡人每日清晨吃黑豆腐漿大有補益可以免勞病之患　肺癰肺

瘥用芥菜滷陳年者每日將半酒杯沖豆腐漿服服後胸中一塊必塞上塞下塞至數次方能吐出惡膿日服至愈

血崩不藥良方生豆腐漿一碗生韭菜汁半碗入漿內空心服一二次

五妙湯治產後并弱證郁文虎傳方用頭鍋腐漿一碗腐皮一張生雞蛋一個打碎沖入漿內再加圓眼肉十四枚白糖一兩入漿內五更空心滚服

腐渣　此造豆腐所剩之渣人以飼豬入藥須用生腐渣為妙

治一切惡瘡無名腫毒神效不藥良方用豆腐渣在沙鍋內焙熱看紅腫處大小量作餅子貼上冷即更換以愈為度

大便下血

古今良方用不見水豆腐渣炒黃清茶調服即愈　治臁瘡裙邊瘡爛臭起沿養素園方生豆腐渣浧成餅如瘡大小先用清茶洗淨絹帛拭乾然後貼上以帛縛之一日一換其瘡漸小肉漸平此費啟彰親試有效之方也又可敷腳蛀不藥良方腳上皮蛀生水孔而皮濕爛者豆腐渣貼三日即愈不要落生水　腸風下血慈航活人書雪花菜即豆腐渣用未曾濾出漿者帶水鍋內炒燥為末每服三錢紫血塊者白糖湯送下紅血塊者砂糖湯送下日三次雖遠年垂危者服之神效

陳廷慶云豆腐漿入陰分瀉火通淋濁凡淋證用六一散沖腐漿

食最妙五更沖雞蛋白糖點服寧嗽補血粵人以腐漿煮粥食名甜漿粥大能補虛羸

腐皮味甘性平養胃滑胎解毒

小兒遍身起羅網蜘蛛瘡𤺋癢難忍仁惠編用豆腐皮燒存性香油調搽自愈落頭疽慈惠小編用壁上蟢子五六隻腐皮包好吃完即愈冷嗽劉羽儀驗方乾豆腐衣燒灰存性為末熱陳酒調下吃四五十張即愈水臌脹種福堂方用芭蕉扇去筋燒灰存性五分千金子去油殼二分五釐滑石二分共為細末以腐皮包滚水送下十服愈

腐乳一名菽乳以豆腐醃過加酒糟或醬製者味鹹甘性平養胃調中

腐粑 此即腐漿鍋底所結焦粑也入藥曬焙研末或生搗作丸皆可用藥性考名鍋炙開胃消滯逐積治淋濁補血 慈航活人書有五效丸用豆腐鍋巴一兩加川連一錢合搗丸如桐子大每服五錢赤帶蜜糖滾水吞下白帶砂糖湯下熱淋尿血白湯下腸風下血陳酒下 血風瘡先將豆腐泔浸洗去靨以布拭乾用前末藥即川連腐巴粉末丸時留一半真麻油調搽乾則再搽三四次自愈 翻胃神方珍記用腐巴黃色者佳炒研末每服三錢沙糖湯調服白湯

下痢疾神方珍記陳冬米炒豆腐鍋巴二味各等分為細末空心白湯調服二三錢服後宜餓半日自愈

腐泔即豆腐所瀝下之水也藥性考云豆腐有鹽滷點者有石膏點者俱能清熱

性清涼能通便下痰通癃閉洗衣去垢膩

腐沫即豆腐泔水結沫是也治鵝掌癬生于手掌及掌層層剝皮血肉外露用此沫熱洗即愈

麻腐乃胡麻小粉所造者味甘性平潤肌滑腸解毒又蔣儀藥鏡滋生賦云麻腐豆粉清腸潤胃

芝蔴殼

此乃芝蔴外殼也綱目載其茁曰青蘘又有麻姑餅麻花麻稭無麻殼因補之

湯火傷　楊春涯驗方芝麻殼燒存性研細遇火傷者用麻油調搽即愈儻濕爛乾摻之

半身不遂　千金不易方芝麻殼五錢酒煎服出汗即愈

諸蔬部

甘儲

一作甘薯又名朱薯以其皮有紅者也一名金薯今俗通呼番薯或作番茹有紅皮白皮二色紅皮者心黄而味甜白皮者心白而味淡南方各省俱植之沿海及島中居民以此代穀其入藥之功用亦廣而諸家本草皆未載李瀕湖特補列綱目中惜其所言者惟補虛乏益氣力健脾胃强腎陰而已他皆未之及焉乾隆五十一年冬今

上特允閣學侍郎張若渟之請勅直省廣勸栽植甘薯以爲救荒之

備陸中丞燿有甘藷錄之輯所載衛生一門實足補李氏所未及因擇錄之以補其遺陸公原序云甘藷即薯蕷之屬見于陳祈暢異物志嵇含南方草木狀中土之有此物其來舊矣第不甚貴重栽植者少明季有閩人陳經綸自呂宋移其種歸巡撫金公學曾勸民樹藝閩人德之號為金薯自後長樂謝肇淛黄州李時珍新城王象晉各有論述皆不及經綸事而其裔孫世光父子復為金薯傳習錄盛侈其先世傳自呂宋之功一似中國素非所產者此考證之疏也夫以一物之微足以備荒療疾而又不費功力其為功于民食實不淺尠前任布政使李公渭嘗舉以教山東之民

其性又喜沙土高地于山海之區尤屬相宜五雜俎百穀外有可以當穀者芋也又薯蕷也而閩中有番薯似山藥而肥白過之種沙地易生而極蕃衍飢饉之民多賴全活此物北方亦可種也羣芳譜朱薯一名番薯大者名玉枕薯形圓而長本末皆鋭皮紫肉白質理膩潤與芋及薯蕷自是各種氣香生時似桂花熟者似薔薇露撲于地纏生一莖蔓延數十百莖節節生枝根一畝種數十石勝種穀二十倍閩廣人以當米穀有謂性冷者非二三月及七八月俱可種但卯有大小耳卯八九月始生冬至乃止生便可食若未大者勿頓掘令居土中日漸大到冬至須盡掘出否則敗爛

金氏學曾曰著傳外國因名番薯形如王瓜藕臂如拳如指如卵如棗大小不一實同種也皮有別有紫有白有深淺紅有濃淡黃肉亦如之蒸熟勻膩如脂甘平益胃性同薯蕷海隅人以供饔飧蔓延極速節節有根入地即結每畝可得數千斤勝種五穀幾倍

徐氏元扈曰昔人謂蔓青有六利柿有七絕予謂甘薯有十二勝收入多一也色白味甘諸土種中特為蔓絕二也益人與薯蕷同功三也徧地傳生翦莖作種今歲種一莖次年便可種數十畝四也枝葉附地隨節生根風雨不能侵損五也可當米凶歲不能灾六也可充籩實七也可釀酒八也乾久收藏屑之旋作餅餌勝用

錫蜜九也生熟皆可食十也用地少易于灌溉十一也春夏下種初冬收入枝葉極盛草薉不容但須壅培不用鉏耘不妨農十二也陸公藷錄有溉種藏製諸法雖無關於藥病而有濟于備荒故併錄之種藷宜高地沙地起脊尺餘種在脊上遇旱可汲井水澆灌即遇澇年若水退在七月中氣候既不及藝五穀即可翦藤種藷至于蝗蝻為害草木蕩盡惟藷根在地薦食不及縱令莖葉皆盡尚能發生也若蝗信到時急令人發土偏壅蝗去之後滋生更易是天災物害皆可能為之損人家凡有隙地但只數尺仰見天日便可種得石許此救荒第一義也歲前深耕以大糞壅之春

分後下種若地非沙土先用柴灰或牛馬糞和土中使土脈散緩與沙土同可行根重耕起要極深將薯根每段截三四寸長覆土深半寸許每枝相去縱七八尺橫二三尺俟蔓生既盛苗長一丈留二尺作老根餘翦三葉為一段插入土中每栽苗相去一尺大約二分入土一分在外即又生薯隨長隨翦隨種隨生蔓延與原種不異凡栽著須順栽若倒栽則不生節在土上則生枝在土下則生卵也約各節生根即從其連綴處斷之各令成根苗每節可得卵三五枚凡藤蔓已遍地不能容者即為游藤宜翦去之及掘根時捲去藤蔓俱可飼牛羊豕或曬乾冬月喂皆能令肥脂二三

月種者每枚用地方二步有半而卵徧焉每官畝約用薯三十六株四五月種者地方二步而卵徧焉畝約六十株六月種者方一步有半而卵徧焉約一百六枝有奇七月種者地方一尺以内得卵細小矣畝約九百六十株種種疎密畧以此準之九月畦種生卵如箸如棗擬作種此松江法也金氏曰薯苗入地即活東西南北無地不宜得沙土高堤結卵尤多天時旱澇俱有秋養苗地宜鬆耕過須起町高四五寸春分後取薯種科置町内發土薄蓋縱橫相去尺許半月即發芽日漸蔓延長一丈或五六尺割七八寸為一莖勿割盡留半寸許當割處復發生生不息若養蔓作苗須

用稍長尺許窩窩栽豎如養葱韭法栽莖使牛畊町内三分許高五六寸將莖斜插町心約以七分在町内三分在町外町内者結實町外者滋蔓每莖相去一尺餘十餘日町兩旁使牛畊開合曬又七八日以糞壅之仍使牛培土每町可得薯三四斤若雨多須將蔓撥町上毋令浮根匝地然實結地内蟲不能灾葉如食盡亦能復發早栽宜稀晚栽宜密三四月栽者實粗大七八月栽者實細小秋末實始加大冬至前當掘盡不掘盡亦不能大熟時須先割蔓置町下俟乾捲起到冬月喂牲畜若北地早寒則遲一個月栽早一個月掘宜遲宜早亦看天氣寒煖耳甘薯疏云江南田汙

下者不宜薯若高地平時種藍種豆者易以種薯有數倍之獲大江以北土更高地更廣即其利百倍不啻矣儻慮天旱則此種畝收十石數口之家止種一畝縱災甚而汲井灌溉一至成熟終歲足食又何不可種之有 羣芳譜云九月十月間掘薯卵近根先生者勿令損傷用軟草包裹掛通風處陰乾一法于八月中揀近根老藤翦七八寸長每七八根作一小束耕地作畦將藤束栽如栽蔥韭法過月餘每條下生小卵如蒜頭狀冬月畏寒須用草蓋覆至來春分種一法霜降前取起根卵稍堅實者陰乾以輭草作襯另以輭草裹之置無風和煖不近霜雪不受冰凍處一法霜降

前後收取根藤曬乾于竈下掘窖約深一尺五六寸先用稻糠三四寸次置種其上再加稻糠三四寸以土蓋之一法七八月取老藤種入木箱或磁瓦器中至霜降前置草窩中以稻糠襯置向陽近火處至春分後依前法種金氏曰存薯之法不一在人變通或存木桶草囤磁甕竹籠中俱可但性畏寒又畏熱置避風和暖處用草浮蓋俾通氣若封固則發熱壞爛敏前在東甌玉環見其島民少穀食多以茹為糧彼土有地率多種茹土人云其利十倍于穀以茹糧多者為富其收茹之法多曝乾切條以竹席圍如囤儲之久亦不蛀用則以水煮代飯云食之多力鮮病益其味甘能補

脾土故也金氏曰薯初結時即可食味淡多汁及時則甜煨食煮食煿食蒸食亦可生食切片曬乾碾作饘食磨作粉餅滾水灼可作丸拌麪可作酒舂細水濾去渣澄曬成粉其葉可作蔬　范咸臺灣府志長而色白者是舊種圓而黄赤者出自文來國金姓者攜回故曰金薯　諸羅縣志他物下種必用子用仁或原物根芽獨薯不然取一條片片切之只留皮一面種之發根生苗亦一異也

氣味甘平無毒主治補中和血煖胃肥五臟皮肉白者益肺氣生津中滿者不宜多食能壅氣煮時加生薑一片調中與薑棗同功

甘儲

紅花煮食可理脾血使不外洩敏按甘薯俗傳能發諸病患痔漏者愈後食之復發亦以性能滯氣故也

痢疾下血　傳習錄云痢疾之起多因脾胃先虛而後積滯成痢其有脾氣虛甚欲建中焦者必宜甘溫之藥其有命門不暖欲實下焦者必宜純熱之藥至若濕熱所致煩熱口燥腹痛純紅小水黃赤以及下血者用此薯蒸熟以芍藥湯頻頻嚼服或薯粉調冬蜜服亦愈

酒積熱瀉　傳習錄云泄瀉之證不一或水土相亂併歸大腸而瀉者或土不制水清濁不分而瀉者或小腸受傷氣化無權而瀉

者或真陰虧損元陽枯涸而瀉者此皆各從其類治之若酒濕入脾因而飱泄者用此薯煨熟食

濕熱黃疸　黃疸之證有四一曰陰黃由氣血敗致也一曰表邪發黃即傷寒證也一曰膽黃驚恐所致也更有陽黃一證或風濕外感或酒濕內傷因濕成熱因熱成黃者用此薯煮食其黃自退

遺精淋漓　遺精之與淋濁證有不同故治亦不同然大要責在心脾腎故凡遇此證無論有夢無夢有火無火或氣淋血淋膏淋勞淋總宜調養心脾每早晚用此粉調服大有奇功

血虛經亂　婦人血虛或遲或早經多不定故陽虛補其陽陰虛

補其陰氣滯順其氣其有不宜辛燥寒涼而宜于清和者用此藷
饔飧頻服調養其脾使脾健生化經期自定

小兒疳疾　疳者乾也在小兒為五疳在大人為五勞其病由于
哺食乾燥之品嗜啖肥厚之物妄服峻利之藥以致津液乾涸延
而成疳此藷最能潤燥生津安神養胃使常服之則舊積化而疳
愈矣

甘藷粳　羣芳譜造粳將糯米水浸五七日以米酸為度淘淨曬
乾搗成細粉看晴天將糯粉入生水和作團子如盃口大即將藷
根拭去皮洗淨沙石土徐徐磨作漿要極細勿攙水將糯團煮熟

撈入瓶中用木杖盡力攪作糜候熱得取大約以可入手為度將薯漿傾入每糯粉三斗入薯漿一斤攪極勻先將乾小粉篩平板上次將糜置粉上又著乾粉捍薄曬半乾切如骰子樣曬極乾收藏用時慢火燒鍋令熱下二合許慢火炒少刻漸軟漸發成圓毬子次下白糖芝蔴或更加香料炒勻候冷極浮脆每粳二升可炒一斗芋漿山藥漿俱可作按此物食之厚腸胃健腳力消痰涎解毒活血甚妙

甘薯粉　功同甘薯造法用薯根粗布拭去皮水洗淨和水磨細入水中淘去浮渣取澄下細粉曬乾同豆粉用此粉水作丸與珍

珠沙谷米無異按此粉余前在閩中及玉環俱有土人造以售客販行遠方近日寧波及乍浦多有販客市粉價賤于麪粉近日餅鋪中率多買此攙和麥麪中作果餌以售其粉亦高低不等有曰淨粉則依前法所造者滾水沖之儼如藕粉故藕粉店中亦多買此攙和非有識者莫辨有曰行粉則連浮渣一切皆磨細和入只可作餅餌用其色亦黄而不白又有甜苦二種沙土細潔者則其茹作粉甜倘其地先一年種烟次年種茹則苦澀作粉味亦苦人不售矣以味甘有清香氣化開色如玉者佳

甘薯酒　和脾煖胃止瀉益精造法用薯根不拘多少截斷曬乾

甑炊熟取揉爛入瓶中後用酒藥研細拽和按實中作小坎候漿到看老如法下水用絹袋濾過或生或熟煮任用至其入甑寒煖酒藥分兩下水升斗或用麴糵或加藥物悉與米酒同法若造燒酒即用著酒入鍋如法滴糟成頭子燒酒或用著糟造常用燒酒亦與酒糟造燒酒同此酒福建最多土人名土瓜酒燒酒曰土瓜燒此酒味微帶苦峻烈不醇不善飲者食之頭目微有昏眩亦無大害閩中紹酒價貴此酒值廉土人相率飲此亦以餉客

山百合

此百合之野生者瓣狹長而味甘山人採貨之　藥異云百合有

三種一名山百合花遲不香二名檀香百合可口三名虎皮百合
食之殺人　百草鏡百合白花者入藥紅花者名山丹黃花者名
夜合今惟作盆玩不入藥百合以野生者良有甜苦二種甜者可
用取如荷花瓣無蒂無根者佳能利二便氣虛下陷者忌之
逢原云予親見包山土罅中蚓化百合有變化未全者大畧野生
百合蚓化有之其清熱解毒散積消瘀乃蚓之本性耳應驗方
癰疽無頭野百合同鹽搗爛敷
甘入肺清痰火補虛損治肺癰救生苦海取白花者三兩搗爛白
酒和絞取汁一碗不拘時服七服全愈

石衣 石耳附

台州仙居有之生峻嶺絕壁海崖高處乃受陰陽雨露之氣漸漬石上久則生衣鮮者翠碧可愛乾者面黝黑背白如雪土人以作羹餉客最為珍品煮法用滾水一碗投鹽少許泡石衣于中用手細細擺揉去其細砂待軟如棉其細砂去淨色即變紫如玫瑰必得鹽水則所銜細砂始能吐盡再過清水二三次以雞湯下食滑脆鮮美味最香甘為山蔬第一台州六屬惟仙居有之或云各處深山皆有非仙居人不能取故仙居人有專業此為生者近則一二百里遠則數百里外向深巖危壑人跡莫能躋攀者壁上始有

此物其法之法人則藤兜飛架衣雞毳躡鞋趫捷如猿猱取之則銛鉤鋒鏟輪絙入山有祭買路有楮非仙居人莫能盡其術也然結侶難多其採取止許一人往不得兩人並採亦奇也每年必損人故其值昂而貪利者且競趨之

味甘氣清性寒無毒清膈熱利小水化痰消瘻結滯氣有補血明目之功婦人食之能潔子宮易于受胎男子服之益精增髓

石耳 羣芳譜石耳一名靈芝生天台四明河南宣州黃山巴西邊徼諸山石崖上遠望如烟廬山亦有之狀如地耳山僧採曝餽客洗去沙土作茹勝于木耳 粵志韶陽諸洞多石耳其生必于

青石當大雪後石滋潤微見日色則生石耳其大者成片如苔蘚碧色望之如烟亦微有蒂大小朶朶如花烹之面青紫如芙蓉底黑而皺每當昧爽擷取則肥厚見日漸薄亦微化為水凡香蕈感陰濕之氣而成善發冷氣多和生薑食乃良惟石耳味甘腴性平無毒多食飫人能潤肌童顏在地耳木耳之上 藥性考石耳寒平石崖懸珥氣並靈芝久食色美益精悅神至老不毀瀉血脫肛灰服愈矣 南粤瑣記凡青石以烈日輒出汗汗凝結則成石耳青為木氣故生石耳白石則否或曰此蕈之類厚者蕈薄者耳或曰凡乳牀必因石脈而出不自頑石出其在陰洞者為乳牀在陽

崖者為石耳石耳之美見稱于伊尹其言曰漢上石耳蓋上古已珍之矣性寒或曰平味甘腴無毒名勝志安吉州梅溪石門中産石耳食之止熱

野芋芳　土芋藤　野芋頭

氾勝之農事書芋有六種五野芋六青芋凡芋三年不收即成野芋有大毒殺人服食忌之青芋亦有毒必須灰汁易水煮之堪食只宜蒸啖之中野芋毒者令人戟喉音啞煩悶垂死以大豆地漿或糞汁解之董汁亦可

葛祖遺方合麻藥治跌打損傷痔痛麻風敷腫毒止痛治瘡癬搗
敷蛇傷
乳癰　野芋芳和香糟搗敷
青芋　療冷熱止瀉
土芋藤　土芋即黃獨俗名香芋肉白皮黃形如小芋一名土卵
與野芋不同綱目野芋附家芋內土芋另立一條可知然所引僅
據陳藏器一說不知其功能稀痘小兒熟食大解痘毒其藤燒灰
敷痘爛成瘡可無瘢痕　羣芳譜土芋其根唯一顆而色黃故名
黃獨

野芋頭 文堂集驗一名仙人掌同野芋一種但此種葉較小略似茨菇葉而尖此又與草本形如鞋底者不同仙人掌形如鞋底

治諸物食積已成痞塊者用野芋頭磨爛和糯米粉淡煮粥每早食一茶鍾不用油鹽十服後其積自消試驗無害 集驗

鬼芋 羅浮志深谷中產物如薯芋狀山人得之剖作四片入砂盆磨作膠漿鍋煮成膏待冷則凝結如餅塊一復剖為四片添水再煮成膏一式照前三煮四煮乃可食一芋所煮可飽數十人之腹故稱鬼芋焉芋有四異初生不籍根苗葉上朝露著地即成種子一異也採製不令婦人雞狗見之見即化水二異也磨時煮時

必須順旋逆之即化水三異也一芋之成由一而四四而十六十六而六十有四如卦象之數四異也閒廬山衡嶽各有鬼芋採製又不同

野毛豆

生園隰中蔓生枝細弱葉細尖兩兩排枝對生清明後開淡紫細花結實如毛豆立夏後可採初生苗絕似金鳳花花葉其莢儼如角蒿中有子二圓如小菉豆小滿前後皆黑老便枯落矣生田塍間莖葉及莢較家者細小一名勞豆

沈氏效方性微寒平肝火治痏疾目疾 百草鏡治黄白疸性能

發汗救生苦海治痘毒八九月時田塍邊揀連莖葉根用煆存性研單用其豆更妙麻油和敷不問初起日久未潰已潰俱效

按通雅引焦弱侯曰野田小豆曰蹽音勞陳留耆舊傳云赤眉以藔豆與桓牧隨末子通攻江都夏侯端采藔豆食之名之曰野豆也魯刀切勞豆或蹽藔二字之訛也然考古今注藔豆一名治豆葉似葛而實長尺餘可蒸食一名藔非綱目鹿藿一名藔豆又名鹿豆即今野菉豆爾雅釋草蔨鹿藿注今鹿豆也唐書夏侯端傳擷藔豆以食則似又非野毛豆之屬今野毛豆亦名勞豆豈名同而物異歟並書之以俟考

肝痏初起　百草鏡野毛豆鮮者七錢乾者五錢雞肝一具同煮食煎服亦可

辣茄

人家園圃多種之取以熬辣醬及洗凍瘡用之所用甚廣而綱目不載其功用陳炅堯食物宜忌云食茱萸即辣茄陳者良其種類大小方圓黃紅不一惟一種尖長名象牙辣茄入藥用　又一種木本者名番薑范咸臺灣志番薑木本種自荷蘭開花白辦綠實尖長熟時朱紅奪目中有子辛辣番人帶殼啖之内地名番椒更有一種結實圓而微尖似柰種出咬𠺕吧內地所無也　藥檢云

辣茄一名臘茄臘月乃熟故名苗葉似茄葉而小莖高尺許入夏乃花白色五出倒垂如茄花結實青色其實有如柿形如秤錘形有小如豆者有大如橘者有仰生于頂者有倒垂葉下者種種不一惟細長如象牙又如人指者良亦可入食料用

食物宜忌云性辛苦大熱溫中下氣散寒除濕開鬱去痰消食殺蟲解毒治嘔逆療噎膈止瀉痢祛脚氣食之走氣動火病目發瘡痔凡血虛有火者忌服　藥檢云味辛性大熱入口即辣舌能祛風行血散寒解鬱導滯止澼瀉擦癬

百草鏡云薰壁蝨洗凍瘃浴冷疥瀉大腸經寒澼外痔以象牙辣

茄紅熟者剉細甜醬拌食毒蛇傷用辣茄生嚼十一二枚即消腫定痛傷處起小泡出黃水而愈食此味反甘而不辣或嚼爛敷傷口亦消腫定痛

祛臭蟲方經驗廣集用羊骨頭一個秦椒半斤共入大盆內同鋸木屑燒之門窗閉緊勿令出烟其蟲自死 敏按木屑用樟木屑者佳

凍瘃 蔡白雲方剝辣茄皮貼上即愈

痢積水瀉 醫宗彙編辣茄一個為末清晨熱豆腐皮裹吞下即愈

敏按花鏡番椒一名海風藤俗呼辣茄本高一二尺叢生白花秋末結子儼如禿筆頭倒垂初綠後朱紅懸掛可觀其味最辣不多採用研極細冬月以代胡椒蓋其性熱而散能入心脾二經亦能祛水濕癸亥予在臨安有小僕于暑月食冷水卧陰地至秋瘧發百藥罔效延至初冬偶食辣醬頗適口每食需此又用以煎粥食未幾瘧自愈良由胸中積水變為冷痰得辛以散之故如湯沃雪耳又名秦椒李成裕遵載秦椒一名番椒形如馬乳色似珊瑚非本草秦地之花椒即中土辣茄也

龍柏藥性攷秦地乃草本辣椒綱目諸註誤為秦地花椒不知即

今之辣茄又名辣虎性熱味辣溫中散寒除風發汗去冷癖行痰逐濕多食眩旋動火故也久食發痔令人齒痛咽腫

刀豆根殼附

綱目穀部刀豆條發明下註刀豆本草失載惟近時小書載其煖而補元陽近有人燒其子存性白湯調服止呃逆有效故瀕湖特為增入而不知其用甚廣今悉補之

治頭風　集聽云刀豆根乃治頭風之神藥每用須五錢酒煎服

治久痢　種福堂方用刀豆莢飯上蒸熟洋糖蘸食一二日即愈

治鼻淵　年希堯集驗方老刀豆大火焙乾為末酒服三錢重不

過三服即愈

殼 治腰痛萬氏家抄用刀豆殼化灰好酒調服外以皂角燒烟熏之 牙根臭爛洪氏一盤珠刀豆殼燒灰加氷片擦涎出即安 治婦女經閉腹脇脹痛欲死并血痞經驗廣集陳年刀豆殼焙燥為末好酒服一錢加麝香五釐亦妙 喉癬張氏必效方刀豆殼燒灰以二三釐吹之立效 楊梅瘡萬氏濟世方當歸川芎苡仁木通木瓜生地熟地金銀花防已防風荊芥黄柏白芷知母甘草皂角豬苓各二兩人參二錢山紅花刀豆殼各五錢硬飯團二兩水煎一鍋濃汁不拘時當茶服忌魚腥生冷四劑全愈

地腎

粵志羅浮多地腎一名松黃旦松黃未落為松實巳落而英華未散為地腎其狀如彈子大者如雞卵紅黃相錯一一晶瑩熟之可入饌其生無根蒂散布松下土鬆石潤處有之或亦松蕈之類也乍浦九山補志松花蕈山之有松者皆產惟陳山東麓為多三月間松花入土至四五月經雨後即生至八九月又生鮮肥滑嫩素品之上味也

味甘性平生津消痰治溲濁不禁

穿腸瓜 節瓜附

吉雲旅抄穿腸瓜乃大便解出甜瓜子生苗結實土人名糞甜瓜不拘大小皆可入藥採來曬乾新瓦焙焦為末乳鉢研極細攤地上出火毒收貯聽用但此瓜不易有須以人力製造其法將爛熟甜瓜與七八歲小兒空心帶子食之令其勿嚼碎子次日解出大便子裹糞內帶糞曬乾時早即于本年下出儻時晚不及生瓜花亦可用否則藏于次年下種更好大人便出者子亦可種此瓜生于夏秋若春冬要用必須預備

治痔漏　吉雲旅抄有秘授消痔神方不論遠年近日痔漏三服除根用穿腸瓜焙存性為末每末一兩加蟬退末三錢五分以金

銀花五錢浸酒一二日煎數滚調下末每服二錢七分空心金銀花酒下外以白海南花並根葉煎湯不時先熏後洗三日即愈海南花春冬無鮮者預收陰乾備用葢痔漏乃大腸鬱火臟腑積熱發而為腫為痛為瘡久而成管今用此藥以散火毒消積除壅其管自退不問新久屢試屢驗忌房事惱怒煎炒辛辣熱物並發氣之類百日永不再發此方傳自西洋僧有洋客患痔漏痛甚不能上海船其僧出此藥與服三日即愈求其方送洋布十疋黃金五兩始得此方用無不效

節瓜　粵草志節瓜乃冬瓜中一種小者白皮蔓地生一節生一

瓜得水氣浸多故解暑毒
止渴生津驅暑健脾利大小腸

葛乳

一名葛花菜各山皆有亦産高州粵志高州多種葛雷州人市之為絺綌秋霜時有葛乳涌生地上如芝如菌赤色味甘脆微苦乃葛之精華也亦曰葛蕈瀕湖僅據太和山志載其醒酒與酒積為疾他皆未及故特補之

性涼解肌熱散風火及陽明風熱斑疹

鮮草早

粤志人多種之為香料即杜若非藥中草果也其苗似縮砂三月開花作穗色白微紅五六月結子其根勝于葉味苦澀能除瘴氣久服益精明目令人不忘

鬼骷髏

汪連仕云乃殘老之向日葵其子性烈通氣透膿合麝香急性子搗爛為膏貼臍能落胎 敏按冬日桃園中有樹上乾枯殘桃亦名鬼骷髏與此名同物異

天骷髏

此乃冬月樹上所掛霜打絲瓜也其子名烏牛子治婦女白帶血

淋瀝脹積聚一切筋骨疼痛並宜服之汪連仕方

真珠菜鷓鴣菜

六安有真珠菜如真珠　益部方物畧記真珠菜戎瀘等州有之生水中石上翠縷纖曼首貫珠蜀人以蜜熬食之或以醯煮可致千里不壞　黄山志真珠菜藤本蔓生暮春發芽每芽端綴一二蕋圓白如珠葉脆綠如茶連蘿葉腊之香甘鮮滑他蔬讓美利水通淋結消腹脹下氣癃閉

鷓鴣菜　連江志生海石上色微黑　漳州府志鷓鴣菜散碎花微黑出漳浦

療小兒腹中蟲積服之即下如神

葛仙米

生湖廣沿溪山穴中石上遇大雨衝開穴口此米隨流而出土人撈取初取時如小鮮木耳紫綠色以醋拌之肥脆可食土名天仙菜乾則名天仙米亦名葛仙米以水浸之與肉同煮作木耳味大約山洞內石髓滴石所成性寒不宜多食四川亦有之必遇水衝乃得歲不常有他如深山背陰處大雨後石上亦間生然形質甚薄見日則化或乾如紙不可食矣 梧州府志葛仙米出北流縣勾漏洞石上為水所漬而成石耳類也采得曝乾仍漬以水如

米狀以酒泛之清爽襲人此原非穀屬而名為米傳云晉葛洪隱此乏糧采以為食故名 嶺南雜記韶州仁化縣丹霞山產仙米徧地所生粒如粟而色綠煮熟大如米其味清腴大抵南方深山中皆有之 宦遊筆記粵東葛仙洞外出有流泉噴薄石上遂生苔菌之類其狀如米粒青色芼以為羹味極鮮美土人呼為葛仙米有未識者疑是青螺撥韶州府志丹霞出仙米頗與此相類但一生沙上一生水石為異耳 陸祚蕃粵西偶記道書寶至洞天即今北流縣勾漏山洞口前後產葛仙米采而乾之粒圓如黍捸麫釀酒極芳香性寒味甘爽解熱清膈利腸胃

按葛仙米本屬木耳之類憶庚子歲曾於劉明府席間食之時以為羹儼如青螺狀翠碧可愛味極甘鮮滑脆適口入蔬為宜藥性考云清神解熱痰火能療或云久服延年益亦能清臟熱者

黃矮菜

一名黃芽菜咸淳臨安志冬間取巨菜覆以草鋪久而去其腐葉黃白纖瑩故名黃芽菜明杭州府志杭人呼為黃雅菜戒菴慢草筆黃矮菜杭州呼為花交菜　羣芳譜燕京圃人以馬糞入窖壅培菘菜令不見風日長生苗葉皆嫩黃色脆美無滓謂之黃芽菜乃白菜別種莖葉皆扁

甘溫無毒利腸胃除胸煩解酒渴利大小便和中止嗽冬汁尤佳

食物宜忌味甘性溫滑利竅陳堯士云補虛羸

按黄矮菜有南北二種南産者惟杭城太平門外池地産者為最他處悉高大粗鬆絕無捲心窑葉味亦較遜北産糧艘帶來者味更美質更細且無粗筋有重至十餘斤一顆者南中亦不易得也陳確齋云食之潤肌膚利五臟且能降氣清音惟性滑洩患痢人勿服

天茄 牛心茄子

出廣中如大拇指其形如茹而有稜色黑堅如石擊之不得碎其

蒂黄黑如醬色一種牽牛花嫩子蘇人採爲蜜餞入食品者亦名天茄大能破氣與此迥別

胃脘痛 救生苦海水磨服之每服一枚見效

蠍毒 五雜俎閩中有天茄可治蠍毒

牛心茄子 産瓊州一核者入口立死兩核者可以糞清解之入外科膏藥用麻藥用此藥只可外敷不宜内服

緬茄

高濂珍異藥品云緬茄一作沔茄形如大栗上有罩帽如畫皮樣出滇南緬甸地方堅如石 滇畧緬茄枝葉皆類家茄結實如荔

枝核而有蒂土人雕刻其上而繫之拭眼去翳亦解瘡毒滇南雜記緬茄出緬甸大而色紫蒂圓整蠟色者佳 粵志廣東高州府出木茄上有方蒂拭眼去昏障即緬茄也

水磨塗治牙疼抹眼眶去火毒又能解百藥毒

治疔瘡走黄 良朋彙集此方出寶抵張相公百發百中真神效方凡疔瘡走黄毒攻入內不知人事但有氣者可救用緬茄一枚以磁碗盛黄酒將茄放碗內磨得下磨不下只管于酒內磨一鍾約熟茶時將酒衮入長頸錫壺內再入連鬚葱二根牙咬不令斷白豇豆七粒如蕎麥開花時加蕎麦七粒別時不用又用小麦令

衆人口嚼成麪筋封固壺口放水鍋内煮一炷香取出熱服出愈

醬茄 白茄葉 白茄蒂 白茄 糟茄

此即醬中食茄入藥宜陳年者佳

治耳癢出膿 妙藥方醬茄擠汁滴之即愈

治牙疼 周氏家寶方醬茄燒灰為末掩患處

腹内鼈瘕 壽域方陳年醬茄燒存性入麝香輕粉少許脂調貼之

白茄子葉 治腸紅大便下血劉羽儀驗方用白茄子葉經霜方採刷淨毛去焦黄葉陰乾取三四葉煎濃湯如此吃三四次其血

紅白柿[illegible]者大[illegible]

即止永不復發此方曾經邪犬咬過人勿服

白茄蒂治發背及一切毒癰初起味水軒雜記用白茄蒂七個

生首烏等分酒煎服即消

白茄　汪連仕方一名玉盤茄有大小二種大者如雞卵小者如

指頭初生色白老則皮黃能入骨追風治一切癱瘓根名白風藤

合酒蒸服茄實醮硫黃擦白點風除大麻風東粵茄園産者名茄

九

糟茄　山海草函燒灰存性治鵞口瘡

玉瓜

即廣昌土瓜出江西常中丞宦遊筆記廣昌土瓜本草不載形甚拙圓者如瓠或磊砢如贅疣無瓣無瓤長沙土中外汙内潔細密理剖之白如氷玉入口清甘無滓消煩解悶或熟食之亦佳殆瓜中異品也其性蔓生春種而秋成冬初始入市無種春深後切瓜連皮成小塊用沙土覆于室内久之芽生於是就沙地爲窖令深而寬藉以草茅欲其中通而根可旁達旣長密葉蔓生纍纍插竹引之上行培以雞糞乃繁碩土人名曰玉瓜抱朴子云五原蔡誕入山而還語家人曰予至崑崙得玉瓜以玉井水洗之乃軟可食是豈其遺種耶江西他縣亦有産者然小而渣多惟廣昌附郭五

玉瓜　白鼓釘

里内為佳予食于元宵後喜其味美至郡覓之東風送暖瓜即不可留矣

味甘性平調中益氣舒鬱化滯消食清大小腸火生津滋血和榮衛熟食補脾健胃

白鼓釘

宦遊筆記口外白鼓釘即内地蒲公英葉有鋸齒婆娑鋪地與内地生者迥殊内地者花早開單瓣生沙漠者花開于夏至前宛如黄菊一望燦然滿地其蕊瓣重疊顏色嬌媚暮春早甫萌芽口外啖此味用之不竭不啻春韭秋菘也採食之清火亦為通淋妙品

其莖中折斷有白汁諸蟲感夏孕育子人手觸之成疾百藥難效取汁厚塗即愈鄭方升云一莖兩花高尺餘者掘下數尺根大如拳旁有人形拱抱搗汁酒服治噎膈如神按上所載皆綱目未及言者且口外所產又與內地異綱目蒲公英入柔滑類歸草部今沙漠所產人以作菜茹故入蔬部亦各從其類也

清火毒鬱熱通乳通淋消腫治噎膈療一切毒蟲蛇傷

三寶薑 彎薑 川薑

香祖筆記產臺灣鳳山縣相傳明初三寶太監所植治百病有效

彎薑 滇程記產雲南百夷中餌一刀圭終其世斷絕人道土人

三寶薑 彎薑 川薑 沙蔥

以飼牡馬不知宦也

川薑 出川中屈曲如枯枝味最辛辣絕不類薑形亦可作食料用包汝楫南中紀聞云扶叢鄉猺人攜木薑土余受其木薑作羹味如茱萸醬即此物也

味辛性熱治胃寒散冷積寒澼痰氣

沙葱 風葱

西北遊記口外沙石中生野葱一名楞葱一名沙葱石楞中所産故名楞沙磧中所産故名沙其葉與家葱同大更過之味辣于家葱根絕似蒜頭大更過之味亦辣于蒜善食辛辣者不能罄一枚

雖細如草蓬攢生于沙磧甚密醃之調羹勝于韭雉羹兔羹尤宜又有沙葱草與沙葱相似人食之心迷亂馬食之腹隱痛惟宜于橐駝採者折以辨之沙葱本脆折易斷此草柔韌難折入藥取根

西域聞見錄丕雅斯類野蒜頭大如雞子葉似葱而不中空味辛甘肅人呼為沙葱回人嗜之

寬中下氣消食解肌活血發汗表風寒滌宿滯

風葱　臺志出臺灣

療風疾

番蒜

風葱　番蒜　蒜梗

徐昆柳崖外編番蒜出臺灣番地外形似木瓜中似柿有浮山張氏官于閩一婢食鼈肉後誤食莧遂疾面黃腹脹兢兢欲死者數矣半載後有饋番蒜者婢偶食之遂大瀉有物似小鼈者數十少頃爽然病若失方知番蒜可治鼈莧毒也

治鼈瘕解食毒水毒

蒜梗

此大蒜近瓣處中心短梗也乾者入藥用

治瘡成管 年希堯集驗方用大蒜梗燒灰存性搽患處其管自消

坐板瘡　黄氏醫方用蒜梗燒灰為末先洗淨去靨將藥末搽上洗漏立驗　良朋彙集云夏應遴試效過防風荆芥地骨皮川椒蘄艾瓦松各五錢槐條一兩陳蒜梗二兩共入麻布袋内熬滚熱盪止疼神效

熏痔瘡　救生苦海蒜梗陰乾以火盆置微火將蒜梗投入火盆即移盆于木桶中令患者坐熏之四圍以衣被塞緊勿走洩烟三次自愈

凍瘡　種福堂方大蒜梗煎湯洗之

刺兒菜　波斯菜

刺兒菜　波斯菜

西北遊記即內地之紫花地丁俗呼刺兒菜葉如柳有刺毛夏開紫花生平地者起蔓生溝壑者起莖內地在在有之生口外沙漠者花開於夏至後大如蒜頭色紫纍纍可愛人採食之暮年萌芽之際挖其根狀如大枝人參色較微白巨者如蘆菔烹調適口誠塞外鮮品然乾其根帶回內地入藥其清火之力勝于金銀花解毒之用更捷于山茨菇一物而兼二物之用如此

清火疎風豁痰解一切疔瘡癰疽腫毒如神

波斯菜即今紅菜一名洋菜汪連仕云生長海陽者佳根本紅色艷色鮮麗

止血治刑杖瘀血攻心搗汁沖酒服即效可理跌打

乾冬菜 陳冬菜滷汁 陳芥菜滷汁 虀金子

冬菜乃白菜杭俗小雪前後率市白菜以鹽醃之作虀名曰冬菜頗利膈下氣其滷汁煮豆腐食能清火益肺至春分後天漸煖亦漸變黑色味苦不堪食以之曬作乾菜飯鍋上蒸黑再曬再蒸如此數次乃曬之極乾藏缶器中可久藏不壞名曰乾菜即乾冬菜是也年久者出之頗香烈開胃噤口痢及産蓐以之下粥大有補益蓋白菜本能和中下氣利三焦通二便含土德之精有生金之用乾之則苦返其初而後母化也久蒸久曬則味反甘全其德故

有中和之運功與參耆等惜乎世多忽而不知余故特為表之瀕湖綱目菘下無乾菜之用殊為缺畧近日筧橋人所市者乃蘿蔔菜乾與芥菜蒸曬成者皆不入藥須入家冬白菜醃成蒸曬年久者佳

開胃下氣益血生津補虛勞已痰嗽年久者泡湯飲治聲音不出

和血搗爛塗湯火傷

白火丹　黄氏傳方此證形如水脹肢體俱腫皮膚色白飽脹不食畏見燈火用冬菜勿落水陰乾陳三年者可用愈陳愈妙煎湯洗浴并煎服之立消如神

陳冬菜滷汁　清肺火痰嗽解咽喉腫毒

陳芥菜滷汁　味鹹性涼治肺癰喘脹用陳久色如泉水者綏呷之下痰清熱定嗽真能起死回生作法以芥菜滷貯甕埋入行處三五年取用

糞金子　凡油白菜收子作種者其中心老根内必有一子枯時搖之有聲剖出名糞金子以其得糞力而花實幹中子又得菜之生氣大能益人曰金子重之也田種子者其子更佳

麒麟菜

治血證取三錢炒研白湯調服立愈

出海濱石上亦如橘枝菜之類瓊州府海濱亦産周海山煌琉球國志載雞脚菜麒麟菜皆生海邊沙地上又名鹿角菜今人蔬食中多用之煮食亦酥脆又可煮化爲膏切片食綱目鹿角菜云甘大寒滑陳芝山食物宜忌云微鹹性平大有消痰功用瀕湖反引孟詵一說以爲有微毒不可久食能發痼疾且其主治只載下食風氣小兒骨蒸治丹石熱結解麪毒何昧其功用乃爾耶兹特表之

朱排山柑園小識石花菜生海中沙石間高二三寸狀如珊瑚有紅白二色洗去沙土煮化凝成膏糟醬俱佳又有細如牛毛者呼

牛毛石花味稍劣郭璞海賦所謂土肉石華是也
味鹹性平消痰如神化一切痰結痞積痔毒
敏按盛京志龍鬚菜生于東南海邊石上叢生狀如柳根長者至
尺餘白色以醋浸食亦佳蔬也土人呼為麒麟菜出金州海邊鹿
角菜生東南海中大如鐵線分了如鹿角紫黄色乾之為海錯水
洗醋拌則如新味令金州海邊有之據志則似一類二種也
石花膏　毛世洪養生集治辛苦勞碌之人或嗜酒多慾忽生外
痔發作疼痛步履難移服此或大便瀉一遍或不瀉亦即止痛可
以行走再用擦洗等藥自能斷根用麒麟菜一兩洗去灰石用天

麒麟菜　諸笋

泉水煮烊和白糖五錢食之此方乃李治運泉司傳靈隱寺僧杭城蕭戌子患此證僧往候授以此方服之隨愈予記之後治數人多效

諸筍 筍乾附

綱目竹入苞木類以菜筍附菜部所載亦祇苦竹筀竹溪竹冬竹諸筍且於義類多未詳盡不知春冬所出性皆各別鮮乾諸品味亦迥殊則入經絡主治自不能合一陳芝山食品真一筍譜及食纂所載較詳頗近時尚即取以補之

春筍 筍譜其佳者曰豬蹄紅冬月即生埋頭土中以鋤掘之可

三寸許其味極鮮甲于他筍未出土名豬蹄紅若長尺許則其籜
元故人名元筍亦名蚕筍蓋冠諸筍而先出者
味甘性微寒下氣養血利膈消痰化熱爽胃解渴利水療風邪止
喘嗽

毛筍　即茅竹筍筍之大者筍譜毛筍為諸筍之主其籜有毛故
名俗呼為茅筍者非也大者重幾二十餘斤猶未出土肉白如霜
墮地即碎以指掐之其軟嫩如腐嗅之作蘭花香毛筍大者清明
後方有其出于臘月及正月者形短小籜亦有毛土人名為貓兒
頭食之多嘈心然消痰之力較勝他筍

味甘性平利九竅通血脈化痰涎消實脹多食令人易飢

鞭笋 即發于竹邊者夏秋有之其生于四月者曰梅邊蓋感梅雨濕蒸之氣而生頗早味淡肉硬不如秋生者笋譜邊笋即毛笋之旁出者方笋盛時生氣上升笋皆豎生氣既衰根即橫生盡其力可橫亙十餘丈至地之邊際與竹之長短相稱謂之竹邊故名邊笋其狀類鞭亦名鞭笋地肥者軟嫩長尺許其籜紫色而兼白其味甜淡而鮮其氣醇而有醞藉不類毛笋之精英盡發洩于外也

味甘性寒開胃利腸消痰止渴

冬笋　即渾笋沈雲將食纂貓竹冬生笋不出土者名冬笋又名

渾笋

味甘澀利九竅通血脈治吐血衂血及產後心腹痛一切血證食

之肥白人食纂味甘微寒消痰滑腸透毒解醒發痘疹中諸笋毒者

生薑麻油解之小兒及脾虛者多食難化食物宜忌痘瘡不出以此煮

粥食即有生發之意不藥良方

青笋　即青梢笋竹細小故出笋色亦青山間遍地有之係野竹

所生笋也卽時下俗呼水竹者是也

味甘止肺痿吐血鼻衂治五痔并妊娠食纂

笋乾

青笋乾　即青竹笋鹽湯煮曬乾者出杭臨安天目者最佳色如
鸚哥綠有尖上尖毬子二尖等名
味鹹甘性平爽胃消痰

鹽笋乾　以春笋鹽湯煮曬而成有泥黃烏尖直脚等名
味鹹甘性平行氣清痰

衢笋乾　以笋用鹽湯煮熟熏乾而成
味鹹甘性平利膈化痰

羊尾笋乾　主治同

處笋片　俗名素火腿以毛笋微醃湯煮熏乾而成

味甘微鹹性平利血消痰

綠笋片 即玉版笋以毛笋淡煮曬乾者浙閩江西多有草鞋底蝴蝶尖玉版等名湖州府志綠笋大者謂之瀾綠有名泥裏黃者尤美

味甘性平治實喘消痰張石頑云乾笋淡片利水豁痰水腫葶藶丸用之

紅海粉

蟲語海珠生領南狀如蛞蝓大如臂所茹海菜于海濱淺水吐絲是為海粉鮮時或紅或綠隨海菜之色而成或曬晾不得法則黃

有五色者可治痰或曰乳物名海珠母如墨魚大二四寸海人冬養于家春種之瀕海田中遍插竹枝其母上竹枝吐出是為海粉乘濕舒展之始不成結以點羹湯佳治赤痢風痰

疳積壞眼　慈航活人書穀精草小青草俱炒青黛水飛海粉刺蒺藜使君子肉各一兩為末早用羊肝七片拌藥三錢蒸熟食

本草綱目拾遺卷十

錢塘趙學敏恕軒氏輯

器用部

番打馬

形長尺許內藏油膏外裹椶皮可代火把又可鞭馬番船上來哈喇叭出　方輿勝覽做打麻刀樹脂結成夜點有光塗舟水不能入　華夷考做打麻乃樹脂流落膠汁土內掘出如松香瀝青狀內有明淨好者都似金珀一般出滿剌加國

性專殺蟲不可服有毒入外科瘡瘍膏用

治陰癬救生苦海用番打馬和鉛水銀雄黄樟腦各等分豬油和搽效　癩疥膿瘡積善堂良方麻黄膏中用之　疥癩救生苦海番打馬三錢楓子肉五錢水銀杏仁蛇牀子各一錢川椒樟腦雄黄各二錢用紅燭盞油共研勻擦之神效　疥瘡應驗良方用全蝎乳香枯礬大楓子蛇牀子土木鼈川椒雄黄水銀番打馬輕粉樟腦為末用燭油為丸擦之即效此方番打馬作番荅木擦諸瘡并楊梅風毒經驗濟世良方黄柏去皮一錢黄連去蘆一錢川大黄五分三味另研雄黄膽礬銅青兒茶青黛輕粉枯礬各二分氷片一分半另研入大楓子七個去殼去油人言壯人七釐

弱者五釐用番打馬即番舶打火把之物另為末瘡壯盛而人壯健能食者每分用五分毒盛而人弱者每分用三分不健不弱之人每分用四分和入前藥内研勻水銀壯健人每分用一兩中等人用五錢弱極人用三錢不可多藥須極細否則粒粗恐傷皮肉右先將水銀一分并前藥末一分入盞内加真麻油少許以指研開逐漸添油研至不見星為度大約如稀糊可矣于兩手兩足掌後動脈處周圍擦之每一分藥擦三日每日早晚各擦一次每次以七八百擦為止大率擦使熟透則住擦時凡周身破傷處俱用無麝香膏藥貼之每日一換不可經風避帳幔内冬月用煖炕厚

被褥即春夏秋煖時亦不可見風擦至七日必口吐臭涎若口齒破爛出血者用黄蜂窩煎湯候冷嗽解勿嚥下輕則用白椒湯嗽之擦處多皮破不可畏痛而少擦忌魚腥生冷發風等物及醋茶醬一個月尤忌房事其牛肉燒酒團魚之類忌二三年若蕎麥麪與羊肉則終身忌之每次擦畢以藍布尺許包裹所擦處此治楊梅風毒發也如楊梅瘡初發者擦五六日全愈所用藥皆同惟水銀止用四五錢足矣不必貼膏藥

久遠臁瘡應擦處如有破爛可于脚掌心擦之其藥料照中等者亦包布貼膏如前

下疳及蛀榦重者亦照中等藥擦治貼膏

喉内瘡癬潰爛不能進飲食

者亦照前用中等藥擦遍身牛皮風癬作痒作痛出水者亦照前用中等藥擦凡擦藥仍須内服煎藥兼之

煎藥方　防風荆芥銀花防已白芷連翹苡仁白鮮皮桔梗川芎當歸赤芍生地黄連黄柏知母牛膝木通陳皮羌活獨活粉草梔子各等分加土茯苓乾者四兩鮮者八兩水六碗煎至三碗分三次一日早午晚服完自擦起之日服至七日發口止虚人加人參二三錢

痔漏消管藥線　妙靈方用藥先用燈心試其深淺頂至極痛處為率以藥條如式送入漏口三日後又試内根漸漸生肉條漸漸

短用藥直至滿而止玉簪花根白者佳焙乾四兩番打馬焙乾三兩馬兜鈴炒乾二兩磁石三錢煅紅醋淬三次共研極細末以麪打條或粗或細候瘡管用之通使化去再插

廣瘡　仙遺拾珠用膽礬三錢皂礬石黃青黛各二錢番打馬二錢硃砂五分為末豬脂一塊搗勻夏布包擦手足心候腹鳴即止病自愈

膿窠瘡　慈航活人書斑毛三個麻黃二錢番打馬三錢樟氷五錢臘豬油二兩先熬化次入斑毛煎焦撈起再入麻黃煎焦撈起再加番打馬末仝樟氷調勻掐破瘡頭以藥點上立時結痂次日

全愈

老材香

山陝等省無漆民間棺殮俱用松香黃蠟塗于棺内數十年後有遷葬者棺朽另易新棺其朽棺内之香蠟名曰老材香土人用合金瘡藥按脂蠟乃先天流液之精又得土以固其力藉血肉餘氣以凝其神是一物合三才之用故入藥功效倍于他草木也藥性考北地古棺中松脂合金瘡藥止血極效治跌打傷骨止金瘡出血生肌定疼神效盧氏仙方金瘡鐵扇散中用之

縛木藤

綱目藤部有省藤即紅藤集解云堪縛物主治止言去風殺蟲無

腦漏治法

治腦漏　急救方用縛木紅皮藤燒存性為末每用酒服三錢服後覺有一綫從鼻至脊背而下股其腦漏隨愈一人一年服一次效

腸癰　經驗廣集凡腸癰生于小肚角微腫而小腹隱痛不止皮色不變是也紅藤一兩許好酒二碗飲醉卧午後用紫花地丁一兩許亦以好酒煎服後痛必漸止再服

敗琉璃　浮子附

係羊角所造有五色惟白者入藥佛前十餘年者良去淨油垢新瓦煆研

退管漏湯火傷乳痛　急救方用琉璃片燒灰存性食後酒服一錢即消

救生苦海退一切管秘方手指甲炙黃研細象牙剉末研細山甲炙黃研細乳香沒藥俱炙硃砂水飛舊琉璃燈底白色佛前用三十年者佳如若難得十餘者亦可用打碎麩炒為極細末各三錢合勻再研用黃蠟四兩化和為丸如椒大初起五粒次服六粒每

日加服一粒加至十四粒止共服十日計服九十五粒至十一日遞每日減一粒至五粒仍舊逐日加上一粒加至十四粒又逐日遞減一粒如此週而復始或服至十四粒仍從五粒服起亦妙每日空心陳酒送下管漸褪出褪盡為度如若未盡再從頭服起神效秘之秘之

內消痔管神方　陳直夫躬行錄載此方治痔管如神有一小兒從高墜下傷背脊骨月餘後生毒潰爛成漏蛔蟲從漏孔中出經云外癰透膜者死內癰透膜者死此證已屬不治直夫用此藥一料而愈亦奇方也凡諸般漏管皆可服不獨痔管耳琥珀燈心研

末象牙屑焙血餘須自製蝟皮陰陽瓦合好泥封煅存性雨前茶舊琉璃底蓊碎製法同蝟皮蟬退炒人指甲不拘手足俱可用瓦上焙脆為末川山甲炒脆當歸白茯苓豬懸蹄甲殼尖蓊碎製同蝟皮蜣螂瓦炙牛皮膠酒煮化和藥如不足加煉白蜜以上之藥各三兩小蜂房十個製同蝟皮火候更宜輕勿煅成灰蛇退十條蓊碎瓦上炙烊自作汁將凝即覆存性否則過性矣為末同阿膠和擣撚丸每日早午晚服三錢滚水送下一料自愈已驗過數十人

痔潰成管　俞曉園抄方克蛇龜活者一個泥裹擇朝南墻下背

陰處煅烟盡為度去泥用多年白琉璃底一具琥珀象牙各三錢珍珠西黄氷片各五分為末摻之此藥亦可服每服九分

肺癰 傳信方陳年琉璃煅灰存性陳年油絮漆匠店有煉成灰和匀酒服試驗神效

尿血 救生苦海用舊琉璃燈洗淨翦碎入磁礶内泥封火煅以紅為度待冷取出酒下三錢

輕粉結毒 救生苦海用舊琉璃燈燒存性研每服二錢毒在上者川芎湯下毒在下者牛膝湯下輕者十日重者一月全愈 濟世方用佛前照過舊琉璃燒存性酒調下日一二次一月全愈

凡人火燒　取廟中琉璃浮子松樹厚皮做的燒灰放地土上用碗覆蓋灰上存性研末用洪塘真香油調敷

蠟利瘡　百葯備遺用陳年佛前琉璃只取底用瓦上煅存性為末真麻油和搽

喉癬　選奇方用陳年琉璃煅為末一錢加薄荷葉末白硼砂各五分氷片少許和勻吹入立愈

敗毒散　不問新久腫毒癰疽發背疔瘡皆治家寶方琉璃陳年破損者一個楝樹子四兩舊髮網巾一頂鳳凰衣四十九個三七一錢敗龜板炙五個共為末每服五分楝樹子湯下

敗琉璃浮子

男女臁瘡　家寶方先用白蘿蔔打爛貼瘡口上一日一換三日毒血去盡再用後藥松香一兩杏仁三十粒去皮尖油黄丹八錢輕粉五錢舊琉璃燈三錢火焙為末研細麻油調搽一日一換數次即愈

瘰癧　雲谷醫抄多年佛前舊琉璃焙存性麻油調搽即消

散結核　石臨初結核論凡馬刀瘰癧一切結核用破舊琉璃煅存性為末凡服二錢取微汗此物乃羊角製成能療節中結氣佐以養血和榮清熱解毒之品標本並治乃佳　散結湯熟地當歸白芍川芎丹參丹皮柴胡桔梗元參白蘞各等分水煎沖琉璃末

同服

頸上癧瘡　舊琉璃燈燒灰菜油調搽神效

長明酒　種福堂方治痔漏神效用積年舊琉璃燈洗淨油膩火煅研細以紅酒服四錢不過七日管自退去

治遍身漏　醫宗彙編云驗過良方用陳年琉璃底三錢人指甲燅皮炒一錢象牙末一錢長砂一錢蟬退去土五分沒藥去油八分白礬八錢如漏在上身加川芎六分在下身加牛膝六分共為細末以黄蠟三兩鎔化入前藥和匀衆手急丸如菉豆大初服七八丸每日加一丸至十六七丸止無灰酒送下上身飽服下身飢

敗琉璃　油膩脂

服最忌雞及一切有葱物

油臙脂

藥性考油臙脂平豕膏合就潤膚吻裂活血點痘西北風高塗舒面皴不瘢手藥古名非膠　一名碗兒臙脂用小錫碗盛故名色紅潤如膏　百草鏡製造油臙脂法紅花汁一杯白蠟二兩微火鎔化攪勻傾于磁盤内待成薄餅用碾麪杖碾數百遍則膠粘如膏藥矣假者係臙脂脚所造不入藥活血解毒治痘疔塗蜂咬王氏準繩同珍珠末塗治痘瘡燕窩疔救生苦海痘初起時預免壞眼用臨清濟寧好油臙脂點眼大眥　普濟方有四聖丹治小兒

痘中疔或紫黑而大或黑壞而臭或中有黑綫此痘十死八九惟牛都御史得秘傳此方點之最妙用豌豆四十九粒燒存性頭髮灰三分真珠十四粒炒研為末以油臙脂同杵成膏先以簪挑破咂去惡血以少許點之即時變紅活也

乳頭破裂　油臙脂蛤粉水飛敷之不用蛤粉亦可

治疹子眼　眼科要覽用雞膽將油臙脂調勻塗上雖眼突出能好無雞膽用田雞膽代之亦可

火漆

火漆乃造臙脂紫梗水以染脂胚所漉之渣滓也紫梗本名紫鉚

出波斯真臘南番等處有小蟲如蟻緣樹枝造成正同造白蠟一般吾杭造臙脂者藉以染製然第用紫梗一味則色不能紅必須配以黄葉水同煎色始紅艷其所餘之渣則火漆也入藥只須研極細用之中有枝梗不受研者篩去之　物理小識火漆一名紫膠

治血崩　救生苦海火漆不拘多少入無油淨鍋内令化炒黄烟淨見白烟起退火取出研末空心時好酒和服三錢重者不過三服

腸風下血　不藥良方火漆三錢研細末以豆腐皮包作三十包

白滾水送下至重三服即愈

九種心痛　神方考用火漆一味燒灰存性每服一錢送下即愈

七氣罌瓶

此乃人家屋簷脊上用鎮壓不祥者以七小罈橫疊相聚如七星狀外以灰泥粘覆入藥用年久者王子接絳雪園方罌小口瓶也七氣者日月風雨露霜雪也七罌人家多置古屋上廣漢前上層罌瓶年深者良火上結成堅剛性利復藉天之七炁能透骨入髓理傷續絕入藥取純鋼剉生剉末研至無聲水飛用慈惠編接骨七釐散中用朝天寶即人家屋上凡將軍前小瓶也愈久愈妙必要取其朝天之得精華者研末入藥用

接骨丹　絳雪園方七炁罌口剉末水飛一錢古文錢有半兩五銖自秦漢鑄紅銅者佳唐時開元錢亦可用火煅醋淬七次研至如塵粉無聲為妙用五分與罌末和勻每服七釐先用甜瓜子仁去殼三錢嚼爛吐出拌藥再服下清酒過口此方用七炁罌口古文錢功專腐蝕壞肉陳藏器曰能直入損處銲人斷骨甜瓜子仁開腸胃之壅遏通筋骨之機關因丹藥釐數微甚助以入胃轉輸為丹藥之嚮導也

紅毼　白毼附

紅毼乃毛布今名褐子西人多以牛羊毳雜織而成以茜草染則

色紅

治疳瘡　醫便用紅綢燒灰存性五錢乾桃樹上乾者燒灰存性五錢爐甘石火煅黃色童便淬七次二錢半共為細末臨搽入片腦少許其瘡先用椒葱湯洗淨再搽藥三次即愈

血崩　醫便六合散治血崩不止諸藥不效用此立止此急則治其標也杏仁皮燒存性香附童便浸三日炒黑舊紅綢子燒存性地膚子炒舊椶荐燒存性壯血餘燒存性蠏殼燒存性陳蓮蓬燒存性共為末每服三錢用酸漿草汁一鍾沖上熱酒一鍾空心服

按此方初服反覺多以漸而少由紫色而紅以至于無即止既止

之後用十全大補湯二十劑調補方斷根矣

走馬牙疳　祝氏效方黃蜆殼煅存性研末一錢五分黃連忌鐵器為末五錢栝蔞根膽礬煅五穀蟲要尾全者佳瓦上煅存性紅褐煅存性以上各五錢為末加氷片二分和匀先以米泔水漱口連吹數次即愈吹後仍用泔水漱口淨去

治臍血臍濕　救生苦海用紅褐燒灰油和敷或用裁衣店中百家碎五色布燒灰摻之

清香散　萬病回春治癖疾生牙疳潰爛臭穢用乳香沒藥孩兒茶輕粉炒象皮炒灰象牙焙黃紅褐炒灰珍珠焙黃海巴焙乾各

等分為細末搽患處立時止痛生肌如神

白禍 治小兒牙疳集驗方銅綠水飛雄黃水飛五棓子炒焦枯

礬白禍燒存性烏梅肉炙乾細辛去葉蘆炒焦胡黃連炒焦共八

味各等分用老茶葉蔥根煎湯以雞翎洗去腐肉見鮮血然後用

此藥搽上

罾布

粵山錄出新安南頭罾本苧麻所治漁婦以其破敝者翦以為條

縷之為緯以棉紗經之煮以石灰漂以溪水去其舊染薯莨之色

使瑩然雪白布成分為雙單雙者表裏有大小絮頭單者一面有

之絮頭以長者為貴摩挲久之葳蕤然若西氊起絨更或染以著莨則其絲勁爽可為夏服不染則柔以禦寒粵人甚貴之亦奇布也

小兒服之可辟邪魅

舊帽沿

治疳毒　外科正宗下疳用油透羅緞舊帽沿燒灰杭粉瓦上煅黃色等分研極細先用紅棗十五枚甘草三錢煎湯洗後搽

金瘡　集聽方用舊毡帽油口沿燒灰摻之愈

綿珠

綿有木棉絲綿二種惟絲綿製服則有珠新製衣每每有絲珠透出衣周履靖羣物奇制云伏中褁綿布衣無綿珠秋冬則有以燈草少許置綿上則無珠也入藥用舊衣内綿珠取其襲人氣既久其新衣透出衣外綿珠無用也

治蝎虎咬香油調塗神驗

紅絨

治秤勾瘡小兒月内糞門上忽有瘡孔即此證也救生苦海用紅絨燒灰二錢珍珠五分輕粉五分兒茶二錢血竭一錢乳香一錢為末乾摻

棉紗

養素園方此乃草棉花所紡綫也吳松人以之織布名曰棉紗本色者白或染藍靛作青色為婦人縫紉之用古用木棉今用草棉綱目服器部有綿乃絲綿故從絲

性平能透斑疹　傳信方風疹斑瘖出不透快用白棉紗二兩煋柳以櫻桃核代之亦可煎服

藍棉紗　此乃經靛染者煎湯解毒與藍汁同功

舊頭繩

百草鏡俗名紮根乃婦人以之紮髮入藥取油透棄去者良綱目有

巾及繳腳布而無此

治紅絲疔蛇傷紮東肉上能令毒氣不透

小兒一切頭瘡　秦中用云燒灰油塗立愈

治難産經驗廣集用婦人舊頭繩一條燒灰加人參一兩煎服

不論横生逆生服之順流而下矣神奇不可思議

北雁砂

出關東菉豆色如珠顆粒擲碗中有響聲者真

明目

治一切眼疾　洪清遠方用明月砂五分以針刺入紅者佳北雁

砂三錢再用羊肝一具連膽不落水刺開數路不要剖開將二味砂為末入肝内以無灰酒二斤蒸熟煎剩二碗空心一服晚飯後一服以盡量為度羊肝配之一服完不論眼病内障外障黑暗不明無不神效

烏金紙皮金紙附

江浙造紙處多有兩面黝黑如漆光滑脆薄不中書畫惟市鋪用以裹珍寶及藥物作襯紙又呼薰金紙以其熏黑槌砑而光也物理小識造金箔隔碎金以藥紙揮巨斧捶之金已箔而紙無損紙初褐色久則烏金色　魏良宰云烏金紙惟杭省有之其造紙

非城東淳佑橋左右之水不成其法先造烏金水刷紙俟黑如漆再熏過以砑石砑光性最堅紉凡打金箔以隔金片打之金成箔而紙不損以市遠方價頗昂值蓋天下惟浙省城人能造此紙故也

治下疳　集聽下疳用烏金紙銅杓内炒末加氷片少許塗上即愈

復明散　陳嘉木眼科要覽専治瞖膜遮睛瞽者亦可復明用七八歲童子口中吐出蚘蟲一條用竹刀剖開清水洗淨將新瓦以炭火焙乾勿焦研極細末烏金紙包好再用硼砂四兩將蚘蟲包

藏其中一七日取出以骨簪蘸藥點眼一日三次後將骨簪腳撥去眼中翳膜熱水洗之少頃又點點完此藥無不重明

皮金紙　又名羊皮金出廣東凡金箔店皆有售者呼皮金紙

治跌仆擦傷釘鞋打傷足跟病久蔭瘡擦痛并凍瘡足跟腫爛流水凡小擦傷刀傷腫潰紅赤皮光潮濕皆效看患處大小以此翦取將金面貼傷處過宿即愈　毛世洪養生集

舊繖紙

綱目有桐油繖紙止言治蛀幹陰瘡及疔瘡疔汗而已無他治法今補之

治纏腰丹急救方用舊繖紙燒存性為末香油調敷　對口瘡祝氏效方淡底白色者佳一兩舊繖紙燒灰五錢將烏梅肉一兩先打爛入末再加生桐油搗勻敷患處漸愈　發背立效方周氏家寶千年石灰研為細末鐵杓內炒紫色傾出磚上待略冷微有熱氣不可太冷太熱三錢大川芎研細末二錢和勻入真麻油五六匙用井水或河水調服遍身大汗出即散矣若遇惡瘡可加黑繖紙灰三分照前服　癩瘡蔡毓晉方用人家蓋墻頭舊繖須多年經霜雪者取繖衣依瘡大小剪成一塊上用木針刺洞貼上三日另換一張每日翻貼貼上三張即愈　集聽方癩瘡以輕粉豬骨

舊繖紙　包烟紙

髓研匀攤舊繖紙上貼之　周氏家寶諸瘡隔紙膏臁瘡經驗隔紙膏肬身隔紙膏俱用舊繖紙夾藥貼

烟包紙

此乃烟鋪内包烟外一層厚白紙係石灰槽浸造灰氣未去紙亦不靭並可包烟用名建紙近人食烟以其紙擦烟筒頭嘴令銅潔白可擦錫器武原朱進士醒斧言北方朝士多貯此紙每日清晨盥頮後以之拭面久久能轉黝為白令光發如玉拭面去黝黚汗斑美容顏發光艷

粗草紙厠草紙附

此乃稻草所造有厚薄二種厚者名銅板草紙可入藥用發疹瘄百草鏡折角草紙半張南貨店包物厚者是也煎服較檉柳尤透發　小兒臍瘡不藥良方急用大草紙燒灰敷之則不致變瘋痼或加枯礬或加龍骨燒灰等分入麝香少許撒之　腸風下血不藥良方粗草紙燒灰砂糖拌勻開水服

貝母團　經驗廣集治羊兒瘋百發百中用川貝母去心一兩研粉用羅篩過鋪大草紙一百張一層草紙篩一下百張草紙篩百下然後用綫縫之入四碗水煮乾每清早服一張紙成團煨過滚湯泡汁飲之服盡全愈神妙無比

粗草紙　厠草紙　檜簁　木套皮

厠草紙　此乃坑厠中拭過糞草紙棄于地者同壽錄云傷寒内有一證名咯蒂傷寒非用此不能除也覓此紙四十九張燒灰爲末水二碗煎一碗去渣飲之效

櫓箍

治奶癬毛世洪經驗集凡乳癰串爛年久不愈洞見内腑深昭不愈者取摇船之櫓上年手招之處舊藤箍煎下以陰陽瓦上煿末竹管紮綳篩日日摻之如乾處以香油調搽不過半月全愈

木套皮

古爲展今名木套

治血風瘡 救生苦海用木套皮燒灰東丹礬石各一錢為末菜油和搽

酒罈上紙 燒酒草附

此乃蓋封酒罈口上紙陳久者佳以其得酒氣多黴爛不堅韌又脫去灰性也

治皮膚間忽然血濺出同壽錄用此紙扯碎如楊花堆于血出處即止

燒酒草 此即燒酒罈頭泥中之草慈航活人書有此一種入藥故錄之

治翦刀風　活人書云其證腰生紅瘰如物纏緊作痛用針挑出血取此草加鹽擦出汗即愈

舊竹筷

治蜈蚣傷救生苦海將小頭燒過伏土取少許研細敷之立愈

古瓦青龍背

綱目土部有烏古瓦不言治癬毒

治小兒生毒　救生苦海已成形者用多年古瓦研末用細茶葉煎極濃汁和敷留頭即散

蟮拱癬　用瓦片火煅醋淬七次為末菜油和搽消渴　用舊屋

上瓦兩片洗淨搥碎以水煮濃汁食後温服一小盞 同壽錄

青龍背

龔廷賢回春云鍋蓋面上垢膩名青龍背可治瘰癧潰爛久不愈者用此入烏龍膏治之

烏龍膏 木鱉帶殼炒存性去殼 側柏葉焙 人中血即亂髮也燒灰 青龍背 紙錢灰 飛羅麵各一錢 俱為末 好陳米醋調成膏搽瘡上 外用紙貼

絹篩羅

今呼篩子有馬鬉織作底者有絲絹作底者入藥以絲絹者良

治過月難産　彙集有急救過月難産仙方用陳篩羅底一個捲筒燒碗内與産婦服即下效産生之兒身上皆有紋如羅其驗如神

料絲

物理小識滇金齒衛用瑪瑙石英屑汁以北方天花點之乃凝鍊為絲以作燈近日丹陽松江皆能作料絲李西涯書作繚絲大内青瑣即此物

磨漿能止血破血

陳年竹燈盞銅燈盞青

治多年陰陽諸癬　救生苦海用陳竹燈盞油透者入尖底瓶內瓶口安一鐵絲篩將地挖一土坑坑內安大碗一隻將瓶倒覆碗上瓶底朝天週圍用礱糠填滿燒之取滴下碗中之油搽之即驗文堂驗集治癬多年油竹燈挂一個火上烤出油汁如膠者良另將五棓子去蟲炒研為末二味和一處用陳醋火上溫熱和勻搽之甚效

臘梨頭瘡　張卿子秘方集驗以酒飯店油透陳竹燈臺一個劈碎褁于磁瓶內口上用鐵絲舊篩覆于瓶上倒轉下再用一空磁瓶以瓶合于下瓶口上用火煅之其汁溜下取汁搽瘡其效如神

腦漏　百草鏡：竹燈絡子十年者，須覓鄉村中有油垢者，勿淨，煅存炭伏土存性，研細，每用一二錢，包豆腐皮，清晨滚水吞下，陸續服盡自愈。

腸癰肚癰神效方　便易良方云：右腳拘急是腸癰，左腳拘急是肚癰。取數十年舊油印竹燈臺，俗名善福，以一隻燒半過，不用水，息悶合成炭，研為細末，陳三白酒沖服二錢或三錢即愈。王站柱不藥良方云：此藥又治肺癰極效。

銅燈盞青　即盞內之油垢起銅綠者，入藥良。

治燕窩瘡　救生苦海：本名髮際瘡，生頭枕骨下髮盡處，以銅燈盞

内青垢刮下研爛擦之如神

船篷箬 洋船璞附

治耳内腫爛脹痛 救生苦海用多年船篷箬燒存性加冰片少許研細吹入

洋船璞 此乃海船底中間有襯木舟人名曰龍骨藥生其間形如菌蕈乾之入藥

治胃脘疼痛

按潘之恒廣菌譜舵菜即海船舵上所生菌也不可多得果爾則宜入蔬部留以俟考

綱目拾遺卷一 船篷箬 洋船璞 漆盤上漆 油木梳

漆盤上漆

治羊眼漏　救生苦海此證生足脛骨上生一孔無膿無血惟流清水大痛用多年漆盤刮下漆燒灰摻之愈

產後發血暈　舊漆器燒烟熏鼻即甦

油木梳

木梳以木製成用以通髮黄楊木者能清火石楠木者理風其器以此二木造者為最餘雜木及駝骨牛角等梳不入藥或曰牙梳可辟邪皂角木梳不膩髮栢木鉛梳皆能烏髮總不若常用黄楊石楠木為佳也綱目梳篦合一不分所載治法亦夥惟油梳尚

遺其功用因補之

治肺痿救生苦海油木梳須二三十年者一個燒存性滚水和服甜酒亦可

治五淋 同壽錄以多年木梳燒存性空心冷水調下男用男梳女用女梳神效

拗頸 海上名方此病俗呼落枕乃頸項間夜卧悮落枕下或偶被閃挫血滯而强作酸疼以舊油梳火上烘熱梳背于疼處極力刮之自愈

誤食螞蝗 俞潛山云曾誤食此腹中作瀉不時疼痛瀉血以黃

土漿水他藥試之多不效有教以取多年舊油梳煅灰酒調服一夕蝗皆化水而下真神方也

衣帶

治蛇纏　救生苦海用繫腰帶煅存性研細和好醬塗或加水龍骨和柿漆水塗

刀鞘

治中惡腹痛　救生苦海用刀鞘燒灰水服

草鞋鼻上布

綱目屐屧鼻繩下有草鞋鼻無取布法亦不知其有發瘖之功今

補之

治兒患疹瘄不發取破草鞋鼻上所衣之布七八條煎湯服立效如神周寶生醫通

織機上草辮

楊春涯驗方治白蛇纏此物以陳爲好燒灰存性麻油調搽紅蛇纏亦治

肉臺上屑

綱目故木砧條列几上屑止言治嚵瘡脣耳等瘡乾霍亂蟲牙等證急救方言其治手毒如神因急補之

綱目拾遺卷一　織機上草辮　肉臺上屑　盛米栲栳

治手掌連虎口邊腫毒用豬肉臺上刮下木屑如膏作餅貼患處
即愈

吐血　慈航活人書醃臘肉店中切肉木墩上刮取肉垢火上燒
枯勿令成白色存性研末沖酒服

狗咬　楊春涯驗方刮取切肉墩上油垢和砂糖拌敷神效

盛米栲栳　爛蘿底

治血瘕楊春涯驗方用二三十年盛米栲栳一隻擊碎煎湯服一
二次即消

爛蘿底　此乃人家盛米竹器浙人呼為淘蘿以竹絲織成用以

淅米者舊者多用以貯柴灰淋水洗木年久則爛

截經　同壽錄云婦人行經不止服此可截用頭紅花爛蘿底爛

八搭草鞋鼻子蓮房此四味俱燒灰存性共爲末每服一錢黄酒

・送下不過三服其紅立止

花簪

楊春涯驗方治乳癰初起時將女人頭帶花簪對向日中打圈口

中默念天上一朵黑烏雲地下女子害乳疼我今特授金簪上金

簪化去永不疼如此七遍將簪交付婦人圈患處即好

小兒破鞋

接骨　家寶方用小兒破鞋一隻燒灰白麪等分好醋調成糊敷患以絹束之杉木板夾好須臾疼止骨接有聲為妙

厠上椽木尿板

此則毛坑上椽子多年為糞氣熏漬其解毒之功不下糞清也

治紅絲疔　敬信錄紅絲疔先用針挑斷其絲將多年糞坑上椽木破碎者煅灰研細用飴糖拌塗留頭疔即拔出

尿板　治手足瘡無力不能收口家寶方用多年尿浸爛白色木板煅存性為細末加冰片摻之立時收口

夏布舊蚊帳

江西麻布染藍入夏作蚊帳名夏布今人以此舊帳作漆器坯最佳

治走游風　王化九簡便方用青夏布舊蚊帳燒灰存性麻油調敷如再發再敷

陰脊痒難忍　不藥良方用青夏布舊蚊帳燒灰存性麻油調搽即愈

靈鶴盞

李金什曾客淮南言山陽一帶洲渚皆蘆葦産鶴多卵育于中村人有能識其期者俟鶴下卵後竊歸入鍋煮熟急以涼水沃之看

卵不熟復置其窠鶴不知而猶煦伏之過三七日其殼中黄白復鮮如故又竊之歸急煮而又納窠鶴又伏之如是者三次則鶴卵外殼厚如紫玉而盃成矣復竊之歸鋸去其頂外則鑲飾金玉令成盃形為靈鶴盞注酒其中輙有一小鶴形浮酒上云食之益壽延年且能治心疾不易得有市者價亦不貲

安神魂定心悸小兒用之除驚癇孕婦用之養胎稀痘出外帶之辟蛇蠱及一切毒

白秋霜

萬表積善堂方白秋霜即多年糞缸底結成白霜須經風雨者入

藥炭火煅紅醋淬九次用綱目入部溺白垽為人中白乃溺垽也
且所列主治及附方皆無接骨治傷之說特補其缺
治跌撲損傷閃挫骨傷極重者研極細末每服五分好酒調下積
善堂方
陳海曙云凡多年廁坑底石板背後有白胎如雪結其間鑿取微
有穢氣陳久亦無益糞力透石故其精華凝聚于此能清火毒
王聖俞云一名糞霜曾見小兒痞症初愈者忽然肺燥咽乾脣裂
目中出火滿面紅赤此火毒壅遏未化滯于上焦每服此藥一二
錢不數日全愈　敏按蔣儀藥鏡云泥宿糞坑之底疔腫發背止

痛當塗而霜又其精華也大抵清火解毒亦不甚相遠

砂壺

出宜興紫泥者佳入藥吸毒用取其口光滑而薄不傷肌肉也

治傷寒不出汗用吸法以二砂壺各盛燒酒八分重湯煮滾將酒傾出即將壺口對臍上合住使吸之緊輪換汗出即愈瘰癧破爛拔毒法將先破處麪糊作餅貼上用小砂壺二個燒酒煎滾去酒以熱壺口覆于麪餅上熏瘡如拔火壺一樣壺冷又易一壺如此數次將毒氣拔盡即愈熏後用豬膽熬成膏貼瘡口此方神效

治獸蟲咬傷并風寒一切毒用砂酒壺二個盛大半壺燒酒先

以一壺火上令滚無聲傾去酒即按在破口上拔出污黑血水滿則自落再以次壺仍按瘡上輪流提拔以毒盡為度俱見經驗廣集按不藥良方治瘋狗咬傷用砂壺吸法與此同吸後再拔去頭上紅髮即愈

本草綱目拾遺卷十一

錢塘趙學敏恕軒氏輯

禽部

燕窩 素燕窩附

一名燕蔬菜從新云出漳泉沿海處有之乃燕銜小魚脊壘之窩中人取之　閩小記云燕取小魚黏之于石久而成窩有烏白紅三色烏色品最下紅者最難得能益小兒痘疹白色能愈痰疾泉南雜志閩之遠海近番處有燕名金絲者首尾似燕而甚小毛如金絲臨卵育子時羣飛近沙汐有泥石處啄蠶螺食之蠶螺背

上肉有兩筋如楓蠶絲堅潔而白食之可補虛損已勞瘵此燕食之肉化而筋不化并津液嘔出結為小窩附石上久之與小雛鼓翼而飛海人依時拾之故曰燕窩也似此則形狀功用時候族類俱有可信　嶺南雜記燕窩有數種日本以為蔬菜供僧此乃海燕食海邊蟲蟲背有筋不化復吐出而為窩綴于海山石壁之上土人攀援取之春取者白夏取者黃秋冬不可取取之則燕無所棲凍死次年無窩矣　香祖筆記燕窩紫色者尤佳　崖州志崖州海中石島有玳瑁山其洞穴皆燕所巢燕大者如鳥啖魚輙吐涎沫以備冬月退毛之食土人皮衣皮帽秉炬探之燕驚撲人年

老力弱或致墜崖而死故有多獲者有空手而返者是謂燕窩之
菜 粵錄海濱石上有海粉積結如苔燕啄食之吐出為窩纍纍
巖壁之間島人俟其秋去以修竿接鏟取之海粉性寒而為燕所
吞吐則暖海粉味鹹而為燕所吞吐則甘其形質盡化故可以清
痰開胃有烏白二色紅者難得益燕屬火紅者尤其精液一名燕
蔬以其補草木之不足故曰蔬榆肉產于北燕窩產于南皆蔬也
宦遊筆記燕窩出南海日本諸國春間取者色白為上秋間取
者色黃次之一種微黑而多毛是揀擇所遺者價亦不能廉怯證
人久服之亦能潤肺止嗽功等參苓 查浦輯聞南燕歸海外水

邊難達因啄小魚肉作窩口銜之而飛飛倦即投窩水中棲止其上少息復銜之而飛故東南風則飄掠近岸人就取之 阮葵生茶餘客話 許青巖松侶藩司語予云燕窩産海島中窮巖邃谷足力繩竿之所不及估舶養小猿猴善解人意至山島間以小布囊繫猿背上縱之往升木入深巖盡剝塞囊中而歸猿之去也苦不得食三數日始返海客以果餌充囊中俾之遠出不飢拙者出即剝盡塞囊中歸而傾囊不過數片為果餌占地也其黠者將果餌傾巖竇間剝塞滿囊盡燕窩矣空而復去尤為便捷一猿值數百金數倍于拙者云 許謹齋黄門每晨起食燕窩蔗漿一巨觥以融

軟為度謂他人皆生食也終日不溺
味甘淡平大養肺陰化痰止嗽補而能清為調理虛損勞瘵之聖
藥一切病之由于肺虛不能清肅下行者用此皆可治之開胃氣
已勞痢益小兒痘疹可入藥煎或單煮汁服從新云今人用以
煮粥或用雞汁煮之雖甚可口然亂其清補之本性豈能已痰耶
有與冰糖同煎則甘壅矣豈能助肺金清肅下行耶 物理小識
燕窩能止小便數 逢原云甘平無毒鳥銜海粉作窩得風日陽
和之氣化鹹寒為甘平能使金水相生腎氣上滋于肺而胃氣亦
得以安食品中之最馴良者惜乎本草不收方書罕用今人以之

調補虛勞咳吐紅痰每兼冰糖煮食往往獲效然惟病勢初淺者為宜若陰火方盛血逆上奔雖用無濟以其幽柔無剛毅之力耳　張石頑云暴得咳嗽吐血乍止以冰糖與燕窩菜同煮連服取其平補肺胃而無止截之患也惟胃中有痰濕者令人欲嘔以其甜膩戀隔故也　食物宜忌云壯陽益氣和中開胃添精補髓潤肺止久瀉消痰涎　嶺南雜記紅色者治血痢入梨加冰糖蒸食治膈痰

何惠川云翻胃久吐有服人乳多吃燕窩而愈者

老年痰喘　文堂集驗方用秋白梨一個去心入燕窩一錢先用

滾水泡再入氷糖一錢蒸熟每日早晨服下勿間斷神效
噤口痢　救生苦海白燕窩二錢人參四分水七分隔湯頓熟徐徐食之立效

素燕窩　月湖筆藪近時素食中盛行一種素燕窩寧波洋行頗多形白而細長空心虛軟儼如食鋪中饊子而細有七八寸至尺長不等望之晶瑩握之輕虛每三十餘枝作一束以湯沃之即起脹䴵䴵然凝白類官燕以入素饌為珍品食之亦淡而少味不知何物造成或曰糯粉山穀為之何以見沸湯反脆美或曰銅鉛之苗產海外深山食之可明目近日始知有用者不知然否附記俟

歿

北硯食規有製素燕窩法先入溫水一盪伸腰即浸入滾過冷水内候作料配菜齊集另鍋製好笊籬撈出燕窩將滾湯在笊籬上淋兩三遍可用軟而不糊拌爛食

解食烟毒

石燕

粤語產西樵巖穴中大如乳燕足生翼末綱目石燕條引日華子本草無治疳之説今廣人用之頗驗故補之

治兒疳小兒羸瘦取食即愈諺曰嬰兒瘦探石鷇即此

蝙蝠腦

李氏蝠腦丸中用之治癰疽內陷服之能令毒不攻心

石銆

張氏曰杪乃大鵬之精也鵬獨運無雌海靜不波之日見影在下以為雌也其精溢出墮土上為土銆木上為木銆惟石上為不失本性最佳或墮水中以婦人衵衣投水自能躍出

按石銆乃慎恤膠之類

浸酒服壯陽令人有子以薑酒解之

翠鳥舌

翠鳥即魚翠也其舌大而可用綱目魚狗下止言其肉可治魚骨哽而附以翡翠亦云方書無用此者其功效大約相同今為補其舌之用

針頭風　集聽　翠鳥舌一個以桐油浸曬乾又浸又曬硬如三稜針方病發時將鳥舌于頭上亂針即愈

鸕鷀涎 蛋附

鸕鷀形如鵝而色黑面紅俗呼摸魚公水鄉人家多養之以捕魚十月後飼以狗肉則身暖不畏寒破氷入水亦不瘵死

治腎咳俗呼頓嗆從小腹下逆上而咳連嗽數十聲少住又作甚

或咳發必嘔牽掣兩脇涕淚皆出連月不愈者用鸕鶿涎滾水沖服下咽即止

蛋能打胎有不欲留孕者取一個白水煮服胎即化為血水從小便出多則二服無有不驗

洋鴨

朱排山柑園小識洋鴨種出海洋形如鴨紅冠翠羽馴而善飛雄者重至十斤雌者如常其性淫雌雄相交日必四五次故房術用之卵大如鵞子味極美以母雞伏之約一月餘則雛出矣雛極易長大

助陽道健腰膝補命門煖水臟

白鷳鷄　鬱鷄　谿雞　雪雞

珍異藥品文首白翼黄足

治嗌痛

鬱雞　珍異藥品出廣中孫硤川云此物在山中多食鬱金苗故

肉鬆脆

解鬱散結氣

谿雞　出廣中雞頭而烏喙色黄腹毛純黑尾長下垂鳴聲谿谿

性嗜蛇其捕子時取雛折其兩足乃以蛇飼之三日即復屢折屢

復

捕食之能治骨節折傷

雪雞 生西陲千百成羣棲止雪中西域聞見錄喀什噶爾雪雞羣飛極肥美人以為食惟性燥耳入藥雄者良煖丹田壯元陽除一切積冷陰寒痼癖之疾較雪蓮尤效

烏鴉膽

此乃慈烏之膽浙中最多體甚肥黑而大所在多有予門人奉化徐朋主居白巖其地山僻徑幽古木叢雜言其土人有取鴉膽者云烏鴉膽汁晝則散注身目故精聚而能見烟霄外物夜則汁歸

于膽取之法須伺鴉夜睡時乘其罔覺以利刀斷其頭急剖腹取之膽汁全飽並無漏溢然後以綫穿陰乾入藥用若取之不得法或鴉被驚覺縱殺得其膽亦空皮無汁不堪用

明目開瞽功勝空青點青盲最驗解藤黄毒

爛弦風眼及翳障　不藥良方烏鴉膽點之即愈

鵝毛　屎　涎　蛋殼　腿骨　喉管

綱目鵞下載其毛治射工毒通氣辟癇開噎其屎治小兒鵝口瘡亦可敷蟲蛇咬而不知毛可治癰屎更治犬咬悉為補之

治癰毒　集驗方用鵝毛煆灰一兩明礬二兩研末麪糊為丸每

服二錢好酒下

大麻風　赤水元珠　參毛丸治大麻風神效苦參一斤鵝毛八兩煅存性為末陳米糊為丸桐子大每服五十丸酒送下一日二次

神功至寶丹　王秋泉家傳秘方專治男婦溜膿肥瘡膿窠瘡臘梨頭遍身風癩隱疹疥癬瘙痒異常麻木不仁諸風手足酸痛皮膚破爛陰囊痒極并婦女陰瘡濕痒酒丸散擦洗貼如神隨病上下茶湯送下日進二次戒暴怒房勞炙煿發毒之物苦參一斤為末鵞毛香油炒存性六兩黃米糊丸硃砂為衣此方與元珠治大麻風所用大同小異因並存之

按鵞白者能踈風瀕湖謂其氣味俱厚發風發瘡莫此爲甚而敺韓懋醫通以爲踈風大快殊不知鵝能發瘡生濕火熏者并發火毒宿疾害誠有之而踈風之功亦不可盡誣至其毛與肉則性尤不同本經逢原云昔人治癘風方中取純白鵝通身之毛及嘴足之皮與肫肝内皮固濟煅灰存性和風藥用之爲風藥之嚮導也然不可遺失一處遺一處即不能愈又不可用雜色者若有一處色蒼風愈之後其處肌膚色黑正取其踈利而不燥能和風藥之熯烈而不用蒼色者以純白鵞無毒耳

絶胎方保和堂秘方用血管鵝毛燒灰百草霜各一錢行徑後酒

調下終身無孕　又家寶方用鵝毛一把煅細茶煎湯經後服永不生此二方雖存不可輕用寶生論有受打不痛法用血管鵝毛七根地龍七條煅過同乳香白蠟為丸好酒送下　傳信方治瘰癧初起白鵝大者二隻取週身毛翎并口腳黃皮新瓦焙焦為末分作十服每日食後服之服完即愈　救生苦海治腫毒用血管鵝毛一握銅鍋炒焦腐皮包裹酒吞下即內消初起者效　諸腫毒痛甚有膿即潰無膿即消用鵝毛燒灰一兩雄黃三錢川烏草烏各錢半黃蠟鎔化入前藥為丸每服一錢好酒送下嚴氏方諸毒內消方吳涵宇用鵝毛二個炒蜈蚣十條醋炒川山甲一兩炒殭蠶一兩炒

鶩毛　鶩屎

全蝎五錢洗廣膠二兩炒桑黃二兩炒羊角屑二兩炒共為末每服三錢砂糖調好酒下以醉為度　誤吞銅錢及鉤綫慈惠方用鵝毛一錢燒灰磁石皁角子火煅象牙一錢燒存性為末每服五分新汲水下　艾火帶乃灸火所傷爛痛不可忍同壽錄用雉雞毛同鵞毛燒灰敷之效

喉嘍癬傳信方用鵞毛灰三分兒茶二錢牛黃三釐雄黃一錢人中白一錢半煅存性如吃深加珍珠煅存性一分為末先將生桐油探刷一番後用藥吹入加膽礬更妙

鵞屎　救生苦海治犬咬以鵞屎敷之不爛痛

鵞涎　綱目止載治咽喉穀賊令人治小兒鵞口瘡甚效頗驗

蛋殼　急救方癰疽無頭用新生鵞蛋殼燒灰存性為末醋調敷立出膿血妙

腿骨　奇效方犬傷日久發者用鵞腿脡骨煅存性研末摻之

喉管　家寶方治喉證用鵞喉氣管一個陰陽瓦炙黃色氷片一分共為細末吹二三次愈

治赤白帶　家寶方取鵞水喉管煅存性研末酒調臨臥服之

發背疔瘡對口風毒　醫宗彙編川山甲蛇退蜈蚣俱為末鵞毛全副燒灰存性全蝎血管雞毛二翅燒灰人指甲用十分之一敗

竈板一個薑蠶俱為末每用一錢酒下

鷹吐毛 鷹條

百草鏡鷹每日食雀時連毛羽食肉化而毛不化聚成一團如茨實大次早吐出收用入藥綱目有鷹毛無吐毛故補之 按鷹稟西方兌金之氣其性猛烈而竄捷故余居士以其頭治眩運王燾以其糞治食哽皆取其得庚辛銳氣一往無滯反胃之證食而後吐久積于胃不能運化故旋出大概由于憂鬱者居多取此復吐之意而又得其爽猛之性為治其義精矣

治反胃煆存性研 醫方集聽查將軍家傳噎膈方用牙烏灑出

毛肘即鷹吐鳥毛也要七個不可落地用布接在架中微火熯燥為末服之營内凡喂毛肘但在下午次日天明即吐出最易得不可使肘落地落地則不驗

鷹條 本經逢原云鷹屎中化未盡之毛謂之鷹條入陰丹陽丹用不特取其翮之善脫以治難脫之病并取屎中未化之羽以消目中未脫之翳可謂妙用

雄雞卵

茅崑來云雞木南方積陽之象于卦為巽五更則日臨巽位故鳴凡鳥雌卵而雄否惟雞則雄者間亦生乃陽極而陰乘之其卵較

小于雌雞卵殼堅如石殼色微紅入藥用可安胎稀痘　王棫秋燈叢話古北口叭噠嶺有喇嗎令巡檢張某市雄雞卵張笑曰雄雞焉能生卵故相難也曰非也俗有斯言即有斯物第覓之可得也張漫應之語其役役曰閭前村民畜雄雞連生三卵衆以為不祥嫗異而藏之命役取送喇嗎收其一給價五十金張詢所用曰能醫眼疾年遠瞽者得其汁點之即復明與空青同　陳藏器本草今雞有白臺如卵而硬有白無黃云是牡雞所生名父公臺二中野錄成化二十三年吳縣湯惟信家雄雞生卵平湖縣志萬歷四十八年四月施太史家公雞生子形如雀卵色紫史異纂天啟

二年陝民王進榜家白雄雞生卵三岡識畧壬申二月廿九日提標左營韋元鼎廨中雄雞連生二卵述異記康熙甲戌十二月松江吳南林家雄雞生卵大如鴿蛋殼甚堅厚椎破之亦有黃白白如凝脂不散黃帶赤色　質直耳談嘉定湖南村民錢嵩家雄雞生卵與雌無異乾隆壬寅夏間事　紀曉嵐先生云雄雞卵大如指頂形似閩中落花生不能正圓外有斑點向日映之其中深紅如琥珀以點目眚甚效德少司空成汪副憲承霈皆嘗以是物合藥然不易得一枚可以值十金阿少司農廸斯曰是雞罕睹實亦人力所為以肥壯雄雞閉籠中縱羣雌繞籠外使相近而不能相

接久而精氣團結自能成卵此亦理所宜然然雞秉巽風之氣故食之發瘡毒其卵以盛陽不洩鬱積而成自必蘊熱不知何以反明目又本草之所未載醫經之所未言何以知其能明目此則莫明其故矣汪副憲曰有以蛇卵售欺者但映日不紅即為偽託亦不可不知也

敏按諸書所載雄雞生卵自古有之原非有異據陳藏器所說有自無黃而述異記所載則有黃有白想本間氣所生其形色亦無一定乾隆庚戌臨安慈聖寺有放生雄雞忽生卵日產其一如是旬餘人以為異其卵較小色紫而殼堅為一錫匠索去予時適館

臨安聞而索之已無有也錫匠徽人亦云具卵白可入藥故乞之歸里然此物又不特入藥李懷白先生云曾見喇嗎誦黑經用雄雞蛋川中鬼師有用雄雞蛋以行禳者白蓮教則又需以解魔迷術令人徒咤其異而不知天生此正所以為世用也

安胎稀痘開瞽

獸部

獅子油 血 糞

辛溫有毒色微黑者真善透經絡凡用勿多沈良士云塗指甲上涼透指甲者真又以黍許入沸湯湯即不沸者真逢原云獅為百獸之長性最難馴一吼則百獸辟易爾雅言其食虎豹熊太古言其乳入牛羊馬乳中皆化成水西域人捕得取其油入貢以供宮人澣除衣垢之用又能去紙上墨跡刮少許隔紙熨之即脫予嘗試用垢雖去而衣易毀紙易脆僅供一時之用雖係方物方藥罕用近世醫者以之治噎膈病蓋噎膈皆鬱結瘀積所致用取

滌痰之意試之輙驗由是方家爭為奇物但性最猛利力能墮胎孕婦忌用象油亦能去垢滌痰但不能去墨跡耳 春園聞見錄

溫都斯坦西域一大回國從葉爾羌西南行百日可到其國西隅有巨澤圍數千里澤中有山圍逾千里萬峰聳峙高入雲天或曰人間第一高山也名曰牽各里麻坦達喇斯山中產獅子于新月皎潔輙負雛于山中往來頭大而毛虬尾形帚黃質黑章如虎皮長六七尺時登山絕頂望月垂涎咆哮跳擲猛飛吞月有飛去八九里十餘里而墜死山谷中者其國人以豢養獅子為上戶每當秋月其汗使人取獅以精鐵作柱大如瓮密布層遮圍畜之于其

中飼以牛時而吼如雷霆滿城震動人畜不寧取之法擇炮手之
最精者開地爲阱人匿其中遇有負雛者來乘其不備發炮斃之
而取其雛儻一炮不中則拋山裂石而人無噍類矣 張菉漪有
此油云熬之可挑絲一二尺不斷他油則不及也 陳海曙曾在
京邸簡親王府見獅油堅如石絶似雞卵白潔可愛
朱排山柑園小識獅子油白膩如豬肪氣味俱薄利小便凡人小
便不通雖腹脹莖痛病在危急者以酒或白湯送三四釐或半分
即通嘗有一丐因受暑熱遂致小便不通每月一發發至二三日
後莖痛如割至不可忍屢投繯祈死人以獅油少許投之片刻即

通奏效之速無逾于此而本草不著其功用何哉豈當時未知用歟第虛秘者似宜酌而用之 敏按獅油性最猛烈内服尤不可單用更勿多服嘉慶元年三月予友邵杲得獅油少許因病欲服之未果為一鄉人轉乞去市于人獲重價其人市得服半黍許夜半而死鄉人懼罪亦投水死蓋外用不妨内服尤宜審慎以人之腸胃太弱不任峻利之攻削耳

消熱結治膈大小便不通救生苦海用獅油酒服二三釐自效

獅血 沈雲將食物會纂獅血殺百蟲燒之去鬼氣

獅糞 王沂堂藏有獅糞一段用鐵匣盛之四圍以鐵屑養之其

形至堅如鐵石磨之作紅色云非鐵屑養則易朽爛也
治一切腿足下部惡瘡年久不愈者塗之即痂而落

象糞　象白　尾毛

按象有家野二種京師者食俸料滇産山産者食竹木雜草入藥以野象糞良京象糞銷皮坊皆多取濺黃貂黃狼能令毛黑如漆

綱目象下凡牙肉睛皮膽骨俱入藥不及其糞仍為補之

治鵞掌風以象糞燒熏自愈

起死回生散　李文炳經驗廣集治痘瘡至七八日忽然變黑收入腹內遍身抓破吭喘死在須臾服此從新另發出立可回生當

歸川芎白芍生地升麻紅花上陷加白芷下陷加牛膝遍身黑陷
加麻黄象糞微炒如一歲兒加二錢大兒用至三五錢右剉一劑
半水半酒煎服從新發出脚下黑疔至七八日用針挑去以太乙
膏貼之即拔去毒連進二三服

瘟疹良朋彙集方治小兒大人出瘟疹回在心胸作喘發燒用
象糞八錢升麻二錢水二鍾煎一鍾服即刻透出

象白乃象交于水其精浮水面象房人用磁瓶收貯入藥敷面
不皺亦可入房藥用

尾毛通雅云令人剔牙杖極重象尾謂可去火

所載殊不經
聖祖曾致初生者蓄於　苑中其大殆不止十象當時有為之記者今已失記其名矣

犴血

孫含懿云有客自川中來帶有犴血言此獸乃星禽為天上井宿五百年一降于世以濟人其降也必于蜀降之前三日天乃大風振屋拔木為降犴風左右村落居民知犴必降悉遷避之求鐵工造蓮蒡箭鏃如橄欖形而窪其中鏃上刻名以記犴降之日形如胡犬有鱗大十倍于象首必朝歲星蹲踞不動土人從其後射之矢集其身如猬三日後乃去遺矢于地各認所鐫以歸矢入無爭者其鏃頭有血一塊大如橄欖核可入藥土人亦甚珍寶之不輕售自明洪武時曾一降至今幾四百年所珍藥亦罕有存者縉紳

舊族或有之亦珍同和璧矣

治一切陰疽發背一切大毒凡癰疽必死之證無藥可救者每以一虀潰則敷膏外貼未潰則調酒服一夕自愈合治癰等藥一斤加入分許即奏效如神

醉虎　虎油　虎膽　虎脂

三岡識畧壬子正月初十日福山戍卒遇一醉虎縛獻王大將軍轅門將軍剖肉分贈郡紳之小兒食之可以稀痘按虎食人與楊柳及狗皆醉

宧遊筆記載山人捕虎法云虎嗜食犬食之必醉如人中酒虎匿

深谷峻嶺往來不時難尋其蹤人以劣犬縛于山凹犬嗥不已虎聞聲而前果腹而醉不能遠去人迹犬血而捕之則無所逃矣此縛醉虎之法也

主稀痘

虎油　物理小識虎一身皆入藥而本草未載虎之功效予于獵户取其油以塗臘梨瘡一二次即愈又藥性考虎油療禿塗狗嚙傷五痔下血反胃酒嘗

虎膽　治打傷垂死飲食不進前後不通乃瘀血在心命在旦夕可用此方虎膽五分去外皮用老黄酒在碗内研細爲末白茯苓

二錢為末用熱陳酒調灌下血出可不死矣

虎脂　治打碎頭骨蓋方用虎脂一兩浸好熱酒內俟化勻服之

汗出為度如患處青者不治

按虎膽虎脂綱目雖載其用而未言及入折傷料之用此二方出

錫山華氏經驗錄並屢試有效故補其說以濟急

反胃不藥良方虎脂八兩清油一斤瓦瓶浸一月密封勿令洩

氣每以油一兩入無灰酒一盞溫服以瘥為度油盡再添

鹿

鹿胎　鹿乳餅　鹿脛膏

瀕湖綱目鹿條精髓筋膽胎糞俱各備載獨遺此張璐逢原另列

鹿胎一條頗詳辨可採錄出以補其遺璐曰胎中鹿其嘴尾蹄踏與生鹿無異者為真其色淡形瘦者為鹿胎若色深形肥者為麋胎慎勿誤用能損真陽又獐胎與鹿胎相類但色皎白且其下脣不若鹿之長于上脣也其他雜獸之胎與鹿胎總不相似也入藥取真者酥炙黄用

氣味甘溫無毒鹿性補陽益精男子真元不足者宜之不特茸角莖胎入藥而全鹿丸合大劑參耆桂附大壯元陽其胎純陽未散宜為補養天真滋益少之良劑然須參耆河車輩佐之尤為得力如平素虛寒下元不足者入六味丸中為溫補精血之要藥而

無桂附辛熱傷陰之患但慎勿誤用麋胎反傷天元陽氣也

鹿乳餅　茖陰扎記孝豐深山産鹿土人計其産子時輒于夜半伺其洞側鹿乳子必五更乳畢出洞至暮方歸每日祇乳小鹿一次小鹿食乳于腹結十二小餅每一時輒消一餅土人候母鹿出洞即將乳鹿抱歸剖腹出餅持貨遠方為珍藥價值兼金其餅如雲南棋子大色微黄乾者作老黄色腥氣最烈食之大能強陰益命門火衰于老羸最宜

理怯弱虛損發痘漿通女子乾血勞

鹿脛骨　綱目鹿條有骨乃指全體而言至脛骨不聞有用法金

時醫有斑龍散純取其脛為用因載其方以補之

生肌收口救生苦海用斑龍散取鹿脛骨濕紙包固灰火煅之以黄脆可研為度若焦黑色者為過性勿用摻大毒生肌甚速

猴經

入藥名申紅深山羣猴聚處極多覓者每于草間得之色紫黑成塊夾細草屑云是母猴月水乾血也廣西者良

治乾血勞

犬豕胎糞

史長惺有不服藥而黙眼發汗方以初男胎糞煉而升之加冰麝

磁瓶收貯有當發汗者男左女右以乳點之臥即汗出本草所未載小識云犬豕初生糞皆可合煉不必定嬰孩也

貒油

貒即貛字所在山澤有之穴居食蟲鼠劉仲旭云北直河堤一帶尤多穴岸而居最為堤防之患守河兵卒多捕之一說貒入蟄時必食蜂始過冬不飢有人于初冬發其蟄穴得貛破腹其肚胃中猶有蜂貛腹中反為蜂螫輒厚數寸或藉此不飢此說亦未可深信堤民得貒脂多市煤廠作地燈非此不可他油輒為地風吹滅惟貒油作燈能禦地風也

入膏中拔濕如神繆仲淳廣筆記趙府膏藥中用之
治頭上白秃集驗用獾油火烤搽三四次即愈如年久者恐不
生髮以枸杞子煎湯飲
痔瘡 劉怡軒云一切内外痔猯油塗上立效
欬血胸中哽噎怵怵如蟲行者不藥良方豬獾油入酒和服或下
或吐或自消也

海狗油

海狗出遼東登州海中即膃肭獸也綱目載膃肭臍不言及其油
之用故爲補之 蓬萊李金什言其地登州海口出海狗皮可作

表帽俗美其稱曰海龍即此其腎乃藥中膃肭臍土人取海狗名曰打狗此物晝夜潛海底惟孳乳時登島產子稍大即相率入水人不可得須冬月極凍時海崖水口結冰天晴海狗羣出處冰上曝日必俟其臥冰時驟入水以木棍擊其腰方可得之若冰裂或步履有聲非其睡時皆不可得然每年打狗墮冰溺死者亦多因利重人亦不惜軀命以往

性熱而降善消利治三焦濁逆之氣能清水臟積寒停飲觀近海人取鯨魚海參者用其油滴海面海水即清見底砂石畢見可知其性之分利也

近有人自關東帶來其油綠色如乾糊以塗皴瘃即愈次年不復發其性熱烈可知

狐麝

金沙江志産東川昭通二府較常麝香氣尤烈佩之辟邪絶惡夢定魘

獺糞

綱目獺條載其屎治魚臍瘡及下痢而已不知有消瘤之功今補之

王氏檢秘消瘤用獺糞一兩天南星三錢麝香三錢共研末醋調

塗上即愈

狼脂

本經逢原云狼性追風逆行故其糞燒烟能逆風而上燒灰水服治骨鯁以其性專逆行而無阻滯也狼脂摩風首推而本草不錄亦一欠事按周禮冬獻狼取其膏聚也內則食狼去腸古人以爲食品綱目獸部狼膏下瀕湖僅據飲膳正要載其能潤澤燥肌塗惡瘡而已不知其大功用乃能驅風散逆結之氣何可昧耶故急補之

入風氣膏中能去積久風痺調酒氣散逆結之氣

山羊血 油羹附

常中丞筆記：山羊生平樂山崖間，能陟峻坂，蹻捷若飛。其血可治跌打損傷及諸血證。凡跌撲死者未絕氣，以一分許調酒飲之，遂甦，神效立見。第捕之甚難，每見人則決驟而去，飈迅非常，非足力所能及。必密布繩網草間，罥其足，始能生得之。刺其心血，待乾凝結成塊，可以攜遠。蓋凡血皆患凝滯，山羊踰高歷險，旦夕不休，則其血活矣；而心為主，故心血最良。語云：流水不污，户樞不蠹。觀此益信。

本經逢原云：山羊產滇蜀諸山中，性善走逐，好鬥，肉能療冷勞。山

嵐瘴痢婦人赤白帶下其心血瀕湖綱目失載苗人取血法以麋竹通節削鋒利活刺心血收乾者良宰取者不堪用　相國小識

山羊血產廣西諸土郡山羊似羊而大善鬥能上絕壁每登高處失足或至骨折少頃如故喜食三七苗其血主治損傷極妙輕者服數厘重者二三分以心血為上身血次之色黑有光而質輕者為真　陸祚蕃粵西偶記試山羊血取雞血半盃投一粒過宿變成水或以久凝臭雞血一塊投入山羊血過宿反變成鮮血乃真

瀕湖綱目云山羊即野羊也一名羱羊非今之家山羊也　時珍于山羊主治條僅載其肉之功用不及油與血之用此並附之

今人收得乾血成塊者必用糯米養之云可久留不枯

性溫味鹹無毒逢原云為和傷散血之神藥其治跌撲損傷畢用酒服取醉醉醒其骨自續每用不過分許不可過服雖不耗傷元氣而力能走散陰血然必初患便服得效最速若過三五日血凝氣滯無濟于治矣價等牛黃心血亦不易得滲血丹用之真虛勞失血之續命丹也

藥性考山羊血味鹹療跌撲損傷咯吐嘔衂便溺諸血能止血消瘀和酒服其皮作菌褥愈筋骨疼痛角作火罐灸頭風以八水一絲不散者真

吐血　蔣莘田經驗方卧時用廣西真山羊血每服三分能引血歸源不過二三服其血自止

黎峒丸　治跌打及一切癰疽天竺黃八分牛黃四分氷片四錢三七四錢血竭四錢兒茶四錢麝香四分沒藥四錢阿魏二錢雄黃二錢藤黃四錢孩兒骨一兩山羊血製藤黃入藥共為細末煉蜜為丸如龍眼大陰乾外用蠟為殼封固三白酒服

祝氏效方　山羊血能解鮮菌河豚毒傷損惡血治痘內無漿不起發　集驗良方用真山羊血三分用甜酒釀調服痘漿立起

太乙神鍼方　人參四兩三七八兩山羊血二兩千年健一斤鑽

地風一斤肉桂一斤真川椒一斤乳香一斤没藥一斤穿山甲半斤小茴香一斤蒼朮一斤真蘄艾四斤甘草二斤麝香四兩防風四斤以上共爲細末用綿紙一層高方紙三層紙寬裁尺二寸五分長一尺二寸將藥末薄薄鋪勻在上一針約用藥七八錢緊捲如花炮式務要緊實兩頭用紙封固外用印花布包面亦要齊整好看此針能治一切痛風寒濕筋骨疼痛諸證用時將針以火焠著或按穴道或在痛處下襯以方寸新紅布數層將針按上若火旺布薄覺疼多墊布數層但針必須三四枚一針已冷再換一針連進七針無不立效神驗

綱目拾遺卷十一 山羊血

綱目拾遺　卷十一

治喉癬喉證惟此最速久則失音不可救種福堂方西牛黄一分眞山羊血二分川連五分血珀二分氷片一分硼砂一錢青果核灰三分燈草灰五分共爲細末每一茶匙藥用一茶匙蜜調放舌尖上徐徐嚥下一日五次兩月可愈或加蜒蚰梅灰更妙

馬氏夾棍神方　吉雲旅抄山左馬家市夾棍藥極效方用蚺蛇膽二錢山羊血一錢半琥珀一錢大白頸地龍七條去泥珍珠三分辰砂一錢兒茶八分共爲細末蜜丸梧桐子大金箔爲衣每服一錢五分好酒下如不打夾者用刀破皮藥自出

治急心痛　集驗方用山羊血一分燒酒化下

中邪遇鬼　醫鈴此證乃陽氣衰而陰甚治須急補其陽以存正氣則陰邪自平即或治痰亦當加意補正為本人參二錢當歸六錢白朮一兩菖蒲二錢半夏三錢白芥子三錢丹參五錢皂角刺五分山羊血八分附子一錢此方用山羊血皂角刺為開關聖品以通邪祟之要路半夏白芥消其寒痰無寒痰之侵斷不中鬼大用參以扶其陽陽生陰滅此不易之理也

救絶仙丹　石室秘錄此丹專救五絶及有邪祟昏迷一時卒倒者皆可灌之以起死回生真神奇之極宜端午日修合山羊血三錢菖蒲二錢人參三錢紅花一錢皂角刺一錢製半夏三錢蘇葉

二錢麝香一錢各為末蜜丸如龍眼核大酒化下

敏按山羊血以産滇黔及蜀者佳以其深山處多三七苗及理血定風諸草山羊每食之峒人追逐得之山羊本迅躍無一刻之停其體血自頂貫尾終日旋運如飛又被逐捕則躁性頓發血隨氣運蹻捷尤甚黎峒人捕得以竹鎗刺入其心取血用此上品也其血成條深紫有光以少許入水中自然旋運如飛益蹻捷之性猶存也若網取刀剖而得者血色黯滯入水亦不能迅捷他省産者亦能如峒苗之合衆追逐令其騰躍上下而後刺取其心血用亦可較次于滇黔山羊血惟今之各處所獲山羊皆用網取或鎗斃

而後取其死血以僞充心血則力微性緩更有以他血代充者則尤屬贋質無用故今市中每多此物高索重價非親歷其地眞知酌見而得者勿用也

油 張卿子秘方集驗治主心疝用山羊油不落水者荷葉包裹挂風處陰乾不可著雨遇此證取三五錢沖熱酒服不飲酒者滾湯亦可

并治諸疝 按文堂集驗主心疝用山羊血其言與此同然細繹文義有不落水句則用油非血矣文堂誤以油爲血故並正之南方亦有山羊但不及粵產者其血尤爲迅捷也

糞　山羊糞同水粉各一升浸一夜絞汁頓熱午刻服治疳痢

祝西斉本草山羊屎煅灰療潰爛生肌入外科收口藥用

祝氏效方大棗丸用山羊屎曬乾入鍋炒炭存性研細收藏每久爛不堪將見肉腑者以大棗去皮核搗爛如泥後又前粉搓至成丸每服四錢黑棗送下此物大能斂潰爛諸口神效無比

山蓮散　用大活鯽魚一尾破腹去雜以山羊屎塞實魚腹放瓦上慢火炙乾存性研末加麝香一錢封貯如遇潰瘍爛見内腑止隔一膜者以此藥摻上立愈

雷頭風祝氏效方云諸藥不愈惟山羊糞炒炭研粉服之甚效歌曰雷霆頭裏震山羊糞有緣酒送二錢下不在腦門喧

治心痛不論遠年近日　王泉方山羊糞七粒油頭髮一握仝燒為末好酒和服永不再發

石羊膽

廣東通志石羊色黑類家羊而蹻捷其角燒爲火罐能收頭風其皮作褥可愈筋骨疼痛其血能療跌打損傷猶秦中山羊也肇慶志石羊出高要山中似羊而高大長角耳厚于羊一孔三毛服用柔而能久　内兄朱問亭官粵曾寄石羊膽一對盛以銀匣

大如小指以絨線紮其一頭乃乾者據言此物不易得試驗之法以此膽囊掛在胸前急行不喘者真治折傷勝于山羊血也

治一切目疾勞眼青盲人乳調點風火防風汁調點此物去翳障如神水調亦可

跌撲功同山羊血

曾聞亭先生曾宦黔中云邊邑皆産石羊形小如兔趫捷難獲有即之者須即破其腹取膽少遲則裂于腹内矣其膽乾之可療膽厥暴絶酒服一二釐即甦其心血能治真心痛頗有效骨皮熬骨去風活血如神

山狸

坤輿圖說利未亞國有山狸似麝臍後有一肉囊香滿輒病就石上剔出始安其香似蘇合油黑色療耳病

犀牛皮

物理小識近有從舶上來者此真是海犀其皮入藥治風活血最效

貂尾

貂出西北塞外食松栗即南中松狗之類其行捷穿樹枝如飛蓋以尾為用者故其力在尾綱目貂鼠條止載其皮毛拭目去眯而

遺其尾故為補其功用

凍瘡用貂尾燒存性為末摻爛處自愈未破者用舊貂皮毛煅研香油和搽　養素園驗方

七葛

回疆志出伊犁西番一帶用馬乳裝皮袋內以繩縛口手捉袋提壓半時許放于熱處一夜即成名之曰七葛飲之熱而補人若日日服之有返老還少之功云

性熱補虛羸長力怯弱者宜之

香鼠

珍異藥品云出雲南形如鼠僅長寸許周櫟園書影云密縣西山中多香鼠較凡鼠小死則有異香蓋山中之鼠多食香草亦如獐之有香臍也山中人捕置箧笥中經年香氣不散桂海志云至小僅如指擘大穴于柱中行地上疾如激箭

治疝甚驗

鼠血

此乃家鼠血綱目于鼠下獨遺鼠血今補之

本經逢原云生鼠血蘸青鹽擦牙宣有效壯者良

貓尿 胞胎附

鳳聯堂驗方治偷糞者鼠用貓屎井底泥和勻圍之立愈　急救方塗蝎毒螫傷取蒜片擦貓牙溺即下　蟲入耳中不出以貓屎滴之即死

貓胞衣　為治噎膈之神藥瀕湖綱目貓下雖附胞衣惟引楊氏經驗方治反胃吐食燒灰入硃砂服其他槩未之及焉且取之有法食之有忌均為補之

膈噎　同壽錄用貓初生胞衣以新瓦焙乾研細末每服一二分好酒送下口含竹筆管睡恐咬牙及咳嗽米不下者五六服即愈

取貓胞法貓將產以木枷枷之恐生出即食也忌燒酒

翻胃 鳳聯堂經驗方猫胞衣三個好酒洗用豬肉四兩淡煮熟服之數年者立效

秘賞云凡噎膈之證服猫胞衣炭者每服只好二分服時須口含竹筒恐傷齒 莫際華云胃脘痛非服猫胞不能斷根

猫胎 祝氏效方治瘋痒用猫胎一個泥裹煨存性菜油調塗

金御乘云猫胞衣凡患小産婦于産後或為羹或為末食嗣後即不小産極驗

猫尾血 白松香附

不藥良方急驚風翦破猫尾滴血沖滾湯下

綱目拾遺 卷十一 猫胎 猫尾血 白松香 淅膠

白松香　汪連仕云即瓦上多年貓糞色白火煅用治鹽哮虬厥作痛更理瘟疫鼠瘡立刻見效

浙膠

黄雲盛言近日浙人所造黑驢皮膠其法一如造阿膠式用臨平寶莊水煎熬而成亦黑色帶綠頂有豬鬉紋與東阿所造無二入藥亦頗有效葢阿膠真者難得有浙膠則較勝于雜雜膠也寶莊在臨平湖西岸有寶莊泉土人名為大力水云食之多力向聞虎跑泉水注大缶中平口投錢于中能吞一百六十青錢而水不溢他水至八十已浸漫于外矣故虎跑泉水食之益氣力寶莊水能

呑二百青錢不溢其力更可知以此水作膠自可敵伏流之濟水然予每索此膠于市遍詢藥客皆云造者亦少不易得而雲威言之甚詳姑存之以備異日考証

補血潤燥功同阿膠治內傷腰痛強力伸筋添精固腎尤別有殊能也

霞天膏

綱目牛下附倒倉法而無霞天膏製法近時用之頗多故附錄之本草經疏亦載為專品其法用肥黄牛肉三四十斤洗極淨水煎成糜濾去滓再熬成膏用繆仲醇曰胃病土為水穀之海無物不

受胃病則水穀不能以時運化羈留而為痰飲壅塞經絡則為積痰老痰結痰等証陰虛內熱生痰則為偏廢口眼歪斜留滯腸胃則為宿飲癖塊隨氣上湧則為喘急迷悶流注肌肉則為結核王隱君論人之諸病悉由于痰然而痰之所生總由於脾胃虛不能運化所致惟用霞天膏以治諸痰證者葢牛土畜也黃土色也肉者胃之味也熬而為液雖有形而無濁質也以脾胃所主之物治脾胃所生之病故能由腸胃而滲透肌膚毛竅搜剔一切留結也陰虛內熱之人往往多痰此則由于水涸火熾煎熬津液凝結為痰膠固難散者亦須以此和竹瀝貝母橘紅蘇子栝樓根枸骨葉

之類消之或以橘皮白茯苓蘇子白蔻仁半夏蒼朮為麴治脾胃積痰或以橘皮貝母蘇子栝樓根及仁蓬砂為麴治積熱痰結味甘溫無毒主中風偏廢口眼歪斜痰涎壅塞五臟六腑留痰宿飲癖塊手足皮膚中痰核繆氏經疏

羊哀

形圓如彈大小不等產羊腹在胃中惟山羊有之胡羊不能成也蓋羊食百草其精氣聚于胃久則成此物俗呼百草丹亦牛黃狗寶之類牛黃細膩而疎鬆且香烈故以黃名狗寶花白而堅凝如石故以寶名此則如爛草團成輕鬆而氣羶人多惜其不能如牛

黃狗寶之精美而亦産于羊腹得日月精華又食異草孕結乃不堅重香凝僅成此物故哀之因名曰哀常中丞宦遊筆記載軍營于羊腹中得石子名鮓荅形如鴨卵色紫黃兩頭有二白圈圓如黃豆腰有束帶寬如韭葉色青藍束帶上亦二白圈質細如玉滋潤如水輟耕錄亦載蒙古求雨取淨水盆浸石子數枚持咒攪弄其石子名鮓荅産畜腹中牛馬皆有不必定羊也而羊哀又與鮓荅異鮓荅堅重細潤此則輕鬆羶臊亦無束帶白圈庚戌予友人李金什在臨安西關外屠羊肆見屠者剖一羊胃中忽湧出一彈如鴨卵黃勻圓光潔浮水盆上購歸示予予曰此羊哀也氣臊

而懸非鮓荅之類彼云屠者呼為百草丹云業此三十年止取得三枚亦不易遇也此物惟山羊始生因山羊食百草偶嚙得異草或石乳其膏液注胃中日久凝成胃為精氣往來之所日為氣運動故所結之物多圓如丸鮓荅結于腹不為氣擾動故形扁如石金什即以此贈予予復取細視其質鬆而亦堅嗅之作羊臊氣外則色澤光膩儼如油潤其體質非石非酥如腐草融結始信說畧所載羊哀如濕衣紙之說為不謬因附記于此以待折衷于格物諸君子按百草鏡羊胲結成在羊腹中色微黑可治反胃或即此歟

解百草藥毒治噎膈翻胃

敏按慈航活人書端午日收羊屎名百草丹可截瘧與羊胃所積草有別不可不知

蘭薰

嘉香肉　陳火腿骨　猪頂上蜻蜓骨　雄猪眼睛肉　製火腿法

俗名火腿出金華者佳金華六屬皆有惟出東陽浦江者更佳其醃腿有冬腿春腿之分前腿後腿之別冬腿可久留不壞春腿交夏即變味久則蛆腐難食又冬腿之中獨取後腿以其肉細厚可久藏前腿未免較遜盖金華一帶人家多以木甑撈米作飯不用鑊煮飯湯釃厚者以飼猪其養猪之法擇潔淨欄房早晚以豆渣

糠屑餵養兼煮粥以食之夏則兼飼以瓜皮菜葉冬必飼以熟食
調其饑飽察其冷煖故肉細而體香茅船漁户所養尤佳名曰船
腿其腿較小于他腿味更香美凡金華冬腿三年陳者煮食氣香
盈室入口味甘酥開胃異常為諸病所宜 東陽縣志薰蹄俗謂
火腿其實烟薰非火也醃曬薰收如法者果勝常品以所醃之鹽
必台鹽所薰之烟必松烟氣香烈而善入製之及時如法故久而
彌旨另一種名風蹄不用鹽漬名曰淡腿浦江為甚本邑不多
陳遠夫藥鑑浦江淡腿小于鹽腿味頗淡可以點茶名茶腿陳者
止血痢開胃如神 陳芝山食物宜忌火腿醃過晾曬高挂至次

年夏季者愈陳愈妙出金華府屬邑者佳　常中丞筆記蘭薰金華豬腿也南者在在能製但不及金華者以其皮薄而紅薰淺而香是以流傳遠近目為珍品然亦惟出浦江者佳其製割冬冬月用鹽勻稱使肉堅實不敗最上者曰淡腿味美香潔可以佐茶名處皆無此製蓋此地畜豕欄圈清潔俟其將茁壯時即宰割醃曬或曰其豕種原異他處而又得香溪等水飼之亦近乎理　陳瑶藏藥秘訣凡收火腿須擇冬醃金華豬後腿為上取皮薄色潤映日照之明亮通體隱隱見內骨者佳用香油遍塗之每個似長繩穿腳排勻一字式下以毛竹對破仰承以接油置之透風處雖十

年不壞倘交夏入梅上起綠衣亦無害或生毛蟲見有蛀孔以竹簽挑蟲用香油灌之如剖切剩者須用鹽塗切口肉上荷葉包好懸之依此可久留不壞　戴羲養餘月令有製火腿法十一月內圈豬方殺下只取四只精腿乘熱用鹽每一斤肉鹽一兩從皮擦入肉內令如綿軟以石壓竹柵上置缸內二十日次第三番五次用稻草灰一重間一重疊起用稻草烟熏一週時挂在烟處初夏以水浸洗仍前挂之按此乃村鄉土醃火肉法要不及金蘭之蘭薰也然較之杭市醃臘店所買火腿則又不啻霄壤矣故並載其法　朱氏僕葛三言少時曾傭金華習其業知醃腿法甚詳云火

腿金華六屬皆有揔以出浦江湯家村者為第一村止一二千户皆養豬作腿其豬不甚大極重者不過七八十斤製為腿乾之不過三四斤或五六斤不等四時皆可醃惟冬腿為第一冬醃者皮細無粟眼手摸之潤膩切開無黃臕爪彎可久留不蛀他時者皆易蛀春多粟眼夏爪直秋皮粗醃法每腿十斤用炒鹽四兩以木刻楦如人手掌狀摻鹽後用掌楦輕輕揉擦四圍兼到俟皮軟如綿然後入缸缸面蓋以辣蓼竹匾覆之待七日後有滷翻攪一轉令上下勻再以炒鹽四兩如前法以手揉醃上缸十日後出缸即用缸中原汁洗淨一一以草繩縛足挂懸風處惟冬醃者不滴油

藥性考火腿鹹溫開胃寬膈病人宜之下氣療噎腹痛或三四日不止筆苑仙丹火腿肉煎湯入真川椒在內撇去上面浮油乘熱飲湯立愈累驗

味鹽甘性平　陳芝山云和中益腎養胃氣補虛勞　陸瑤云生津益血脈固骨髓壯陽止泄虛痢蓐勞怔忡開胃安神

嘉香肉　食物宜忌云又名家鄉肉出浦江者最佳　藥鑑云家鄉肉金華屬邑俱有之秋即醃給客販入省城市賣其肉皮白肉紅鮮氣香美不似他處醃豬肉色少鮮澤也但一入杭城店便加硝滷投缸中浸透然後出售蓋不爾則肉味淡反不美而秋時尚

燥不漬透硝滷又易腐臭也肉爲硝漬食之恐乏補益不似火腿冬醃陳久者爲佳然今店中所售火腿均以嘉香肉腿風乾至次年皮上起綠衣充陳火腿賣人多不察若療病作食餌須真金華腿方有效也

味鹹甘性平陳芝山云補虛開胃　百草鏡云平肝運脾和血生津　藥鑑云滋腎健足力

敏按芝山所言乃未經杭肆滷漬之肉故能補虛若經滷漬透便能爍肺凡肺痿陰虛咳嗽者恐非所宜産婦虛勞須補者亦忌其肥肉得硝滷入腹即成痰體肥作痰者亦不宜多食倘食之作痰

杏仁研食可解

陳火腿骨 百草鏡云煅黑研用治食積及痢 救生苦海治痢用陳火腿骨二根炭火煅灰篩過加上白糖一兩米湯下或滚水或酒調服無不效 又方治赤白痢陳火腿骨灰陳皮炙草各一兩為末蜜丸如綠豆大空心服一錢白痢用薑赤痢用白湯送下

鼠咬 救生苦海陳火腿骨燒灰香油和敷

治痢疾 神錦方生火腿骨焙燥研細末無灰酒送下即止

小兒臘梨瘡 販翁醫要陳火腿骨燒灰如癢加礬少許麻油調敷不生髮用老薑擦

久瀉　救生苦海陳火腿脚爪一個白水煮一日令極爛連湯一頓食盡即愈多則三服此予宗人柏雲屢試屢效之方也百草鏡云火腿出浦江縣脛骨細者真陳者佳皮上綠黴愈重其味愈佳洗去垢及黄油用

噤口痢　筆珠萃火腿骨煅一兩蓮肉二兩木香七錢烏梅三錢醋糊為九桐子大每服七九蜒蚰湯下

大人小兒積食諸藥不能消者不藥良方陳年火腿骨煅黑色研末三錢用火肉一斤煮熟去汁上肥油取清湯一碗將末送下

醫林集秘治痢用陳火腿骨煅灰六兩飯鍋巴煅灰五兩砂仁炒

三兩南山查炒五兩共爲末每服三錢久痢人參湯下紅痢紅糖湯下白痢白糖湯下糞痢炒焦白米三錢煎湯服霍亂吐瀉霍香湯服

猪頂上蜻蜓骨　燒灰塗一切頭上疽毒凡腦疽鬢發對口等證麻油調敷立愈 王聖俞子集

雄猪眼稍肉　能拔殭肉散毒滯劉羽儀經驗方治對口瘡用雄猪眼稍肉三錢剁爛如泥加滑石末四錢和勻敷患處頂上以膏藥蓋之拔去殭肉拔出黄水即愈

李化楠醒園錄有醃火腿法每十斤猪腿配鹽十二兩極多加至

十四兩將鹽炒過加皮硝末少許乘豬鹽兩熱擦之令勻置大桶內用石壓之五日一翻候一月將腿取起晾有風處四五個月可用金華做火腿每斤豬腿配炒鹽三兩用手將鹽擦完石壓之三日取出用手極力揉之翻轉再壓再揉至肉軟如綿挂有風處約小雪後至立春後方可挂起不凍　造火腿法法用南火腿煮熟切碎丁如火腿過鹽先用水泡淡再煮去皮單取精肉用火將鍋燒得滾熱將香油先下滾透次下甜醬白糖甜酒同滾煉好然後下火腿丁及松子核桃瓜子等仁速炒翻取起磁罐收貯其法每腿一隻用好麪醬一斤香油一斤白糖一斤核桃仁四兩去皮打

碎花生仁四兩炒去衣打碎松子仁四兩去衣瓜子仁二兩桂皮五分砂仁五分

箭鏃不出　家寶方用陳年醃肉去皮取紅活美好者同其肥細切剉濃將象牙末及人所退爪甲為末共研細拌入所剉肉內再為匀剉令其合一厚敷箭鏃周圍約一飯頃其鏃即自迸脫竟有迸至二三尺遠者

本草綱目拾遺卷十二

錢塘趙學敏恕軒氏輯

鱗部

脆蛇

雲南志順寧府出脆蛇見人則斷人去復續取而乾之可治腫毒

滇黔記逰出滇黔土司長尺餘伏草莽見人輒躍起跌數段頃復合一色如白金光亮誤拾之觸毒即斃

陳鼎蛇譜脆蛇産貴州土司中長尺有二寸圓如錢嘴尖尾秃背黑腹白暗鱗點點可玩見人輒躍起數尺跌為十二段須臾復合

為一不知者誤拾之即寸斷兩頭俱生頭螫人即斃出入往來恒有度捕之者置竹筒于其逕側則不知而入其中急持之方可完稍緩則碎矣故名曰脆予家多蓄奇藥曾購得其腊見寸斷處皆光潤如新截然亦一異也

查慎行入海記脆蛇出崑崙山聞人聲即寸斷人伺其斷鉗取之須寸各異處待風乾入藥若少頃無人聲寸寸仍續成蛇

治色癆及驚疑喪膽諸證 玉鏡新談

肉熬膏縆癰疽去風癘其骨醋磨圍種毒良

接斷骨 滇黔記遊脆蛇人得而腊之用接斷骨價值兼金視其

上中下治頭腹脛股無不效

大麻風痢　滇畧脆蛇一名片蛇產順寧大侯山中長二尺許遇人輙自斷為三四人去復續乾之色如黄金治惡疽腰以上用首以下用尾又治大麻風及痢近人貨之為夾棍藥

環蛇

蛇譜云出三佛齊國如環大數圍至數十圍者逐獸即疾走如轉車輪於千仞山獸入環中即斃其口眼俱生環之半與尻相對脂服之刀劍不能傷

翠蛇

珍異藥品云形如曲蟮長可五六寸蟠旋作圈治癬毒癰疽良

碧飛

湖州府志武康山多蝮蛇名碧飛大者如圍甕小亦如杯柰斧首出目鋸齒方丈而綬色厥雄赤紫厥雌青黑色瞱熠如蚤甲光目亦如之山中人謂有目而無視也春夏布絲草篠人物觸絲激射迅于矢忽不見已攫肉去矣殺人至死霜降絲脆升高樹杪旋吐白涎烏鵲下啄則吞之惟鹿以為膳獵獲之前左足扼其腰中首尾盤繞右足乂趾寸解啖無餘者人得而腊之可入藥凡西北諸

山自餘英嶺而内皆是物也
治風痺蝮傷人被其螫者還食其肉則生
敏按湖志所言碧飛吾杭山鄉多有之土人名方勝板以其遍身
花紋如錦中方勝形匾似板故名嚙人最毒惟野豬能食之土人
言冬日蛇蟄地中野豕嗅其氣輒翻石掘土出而啖之蛇性大毒
野豬食三條即能過嚴冬綱目蝮虺為二蝮即方勝板虺即土錦
俗呼灰地匾是也惡風頑痺非此猛烈積熱之性驅之則肢廢者
不能復舉殆以毒攻毒之義想碧飛或同類而異名者書此以俟
證

蟒油

爾雅蟒王蛇注蛇中之最大者故曰王蟒今深山處處有之大小不一色如菜花蛇而較黄頭上皆有王字亦有黑色者土人名曰烏蟒捕蛇者有呼蛇法不拘何種蛇呼之即至末後俟蟒到則諸蛇皆圍伏不動聽其擇取惟不敢傷蟒蟒傷則諸蛇無主環起噬人間其人云蟒蛇自有此種生而皆有王字故不論大小也蟒至則諸毒蛇皆不敢傷也

治漏瘡 集驗取蟒油銅鍋内熬熟隨將黄蠟入油内攪匀油紙攤膏貼患處十餘日便封口全愈按蟒蛇名王字蛇其首天生有

一王字予于庚子在奉化長橋見丐者手握此蛇乞錢其蛇亦不甚大性頗馴良因以千錢買得縱之綱目諸蛇獨遺此因急補之

斷草烏

粤志斷草烏出廣中蛇也大僅指許長五六寸頭如龍形而小身純烏其行也百草沾之即斷人見斷草輙跡得之故蛇每離地丈許使身如矢直以入穴使不沾草人莫得而跡之此亦烏蛇中一種綱目烏稍蛇不載龍頭者一種故錄其遺

治大麻瘋煮酒服

龍涎香 龍泄附

通雅龍涎有嶼在花面國傍獨立獨海中彼人言于樹收之最收香氣令大內甜香用之　澳門記畧大食國產龍涎香為上西洋產于伯西兒海焚之則翠烟浮空結而不散可用一翦以分烟縷　嶠南瑣記龍涎香新者色白久則紫又久則黑白者如百藥煎黑者次之似五靈脂其氣近臊和香焚之則翠烟浮空不散試法將結塊者奮力投沒水中須臾突起浮水面或取一錢口含之微有腥氣經宿其細沫已嚥餘膠結舌上取濕秤之仍重一錢又乾之其重如故雖極乾枯用銀簪燒極熱鑽入枯中乘暖抽出其涎引絲不絕驗此不分褐白褐黑俱真　海東札記海翁魚大者三

四千觔小者千餘觔即海鰍也皮生砂石刀箭不入或言其魚口中噴涎常自爲吞吐有遺于海濱者黑色淺黄色不一即龍涎香也聞上淡水有之欲辨真贋研入水攪之浮水面如膏以口沫撚成丸擲案有聲嚙之通宵不耗分毫者爲真每兩值數十金廣志新安有龍穴洲每風雨即有龍起去地不數丈朱鬣金鱗兩目如電其精華在浮沫時噴薄如瀺泉如雨土人争承取之稍緩則入地中是爲龍涎或謂龍涎多積于海上枯木如鳥遺狀其色青黧其氣腥雜和香焚之翠烟千結蜿蜒蟠空經時不散可以剪分香縷然多不真從番船來者出大秦波斯于雨中焚之霹爆有聲

者　坤輿圖記龍涎香黑人國與伯西兒兩海最多有大塊重千餘觔者望之如島每為風濤湧泊于岸諸蟲鳥獸亟喜食之汪機本草龍吐涎沫可制者　星槎勝覽錫蘭山國卜剌哇國竹步國木骨都束國剌撒國佐法兒國忽魯謨斯國溜山洋國俱產龍涎香　稗史彙編龍涎香白者如百藥煎而膩理極細黑者亞之如五靈脂而光澤其氣近于臊似浮石而輕香本無損益但能聚香耳和香而用真龍涎焚之則翠烟浮空結而不散坐客可用一翦以分烟縷所以然者入蜃氣樓臺之餘烈也泉廣合香人云龍涎入香能收斂腦麝氣雖經數十年者香味仍存　廣東通志龍

涎在水采者褐黑色在山采者褐白色東西洋考海旁有花若木芙蓉花落海大魚吞之若腹中先食龍涎花嚥入久即脹悶昂頭向石上吐沫乾枯可用惟糞者不佳若散碎皆取自沙滲力薄按龍涎論色則瑣記有白與紫黑之分而札記又有淺黃色廣志有青黧色辨真偽又諸色互異大抵不必論其色總以合之不耗投水不没雨中焚之能爆者良東璧綱目鱗部龍下龍腦龍胎俱有主治而於龍涎獨遺之惟附其名云龍涎方藥鮮用惟入諸香云能收腦麝數十年不散出西南海洋春間羣龍所吐涎沫浮出者番人採貨之亦有從大魚腹中剖得者其狀初若脂膠黃白色

乾則成塊黄黑色如百藥煎而膩理久則紫黑如五靈脂而光澤其體細飄如浮石而腥臊其説亦未確核蓋所云魚腹中得者即札記所云海鰍魚之精也亦名龍涎出臺灣不若大洋中采者佳夫龍腦龍胎世上所無龍涎則閩粤貨售者多東壁何得于罕見者載之于所有者反畧之耶則甚矣該博之難也入藥用隔湯頓化如膠糖狀者佳

氣腥味微酸鹹無毒　張瑶寶云夾砂者有小毒乃土人于砂磧工收取之入藥須以甘草水煮過用　酉陽雜俎云龍漦遇烟煤則不散入藥忌鐵器及石膏　范咸臺灣府志龍涎出淡水者皆

淡黄色無黑色者以嚼而不化者為佳

活血益精髓助陽道　陳良士云在澳門見倭夷用合船硫及他

藥作種子丸云漢時術士和丹用此倭夷皆有其方秘不傳中國

廖永言驗方云利水通淋散癥結辟精魅鬼邪消氣結逐勞蟲

尸疰　札記云出淡水者止心痛助精氣

按龍乃東方之神其體純陽能噓氣成雲陽之質輕浮故雲上升

其骨反入手足少陰厥陰經者蓋凡知覺運動之物皆有陰陽以

立體孤陽則不生龍秉純陽而骨反屬陰入藥能收陽中之陰治

心腎諸病所謂一陰一陽之為道也其質靈其齒能治魂遊不定

鎮驚癇凡病在肝而龍主肝木治之最神涎乃陽中之陽故其氣絶香龍屬木木之氣得太陽多者必香故諸香以龍涎為最得盂水徑撲其中不落空外龍以水為用見水則精入焉入藥所以能利水道分陰陽能殺精魅鬼邪者亦以至陰之物見真陽而立解也

龍泄　河南薛姓客言曾在嘉興永太守處見有龍泄結成大塊其質亦輕有六七兩及觔許不等每塊皆起螺旋紋如象牙花紋其色有純黑有褐白二種欲辨真偽刮屑少許以滾水泡之其氣悉溺而成雲遇婦人雲輒撲入髮際旋繞不散蓋龍性好淫故也

人服之入腹亦不耗惟見雞湯輒化如服後不食雞湯次日糞出其藥仍在色亦不改淘出洗淨復可再用氣亦不臭其功效食之能煖婦人子宮治男子下元虛冷入房術中用又史良守言曾見龍血結塊如棋子大光滑可鑒觸手冷如冰夫龍純陽也而血獨冷又不解何故龍泄又何物也其涎與血歟抑精與溺歟俱不可知悉存其說以俟證

朱國楨大政記龍涎香出蘇門荅剌國西有龍涎嶼峙南巫里大洋之中羣龍交戲其上遺涎焉國人駕獨木舟伺採之舟如龍形浮海面人伏其中隨風潮上下傍亦用槳龍遇之亦不吞也每一

觔值其國金錢一百九十二枚淮中國銅錢九千文嘉靖三十四年下户部取香百觔遍市京師不得下廣東藩司採買部文至臺司集議懸價每觔銀一千二百兩僅得十一兩上進內驗不同始存之亟取真者部文再至廣州夷因馬那別的貯有一兩三錢上之黑褐色密地都密地山夷人繼上六兩白褐色細問狀之黑者採在水白者採在山皆真不贋尋有密地山商再上通前共得十七兩二錢五分次年進入內辨驗是真許留用自後夷船聞上供稍稍挾來市始定價每一兩價百金

周曲大云龍涎能生口津液凡口患乾燥者含之能津流盈頰微

有腥氣粤中夷人合龍涎丸和以他藥便不腥入口亦不耗減一丸可用數十年不敗如單用龍涎入藥須先用雞湯將龍涎制死則入腹便化否則入腹絲毫不損葢極難尅化者方書云焚之其烟能入水盂予嘗試之多不驗

嶺南雜記諸香龍涎最貴市値每兩不下百千次亦五六十千出大食國近海有雲氣罩山間知有龍睡下或半年一二年土人守視雲散則龍已去必得其涎五七兩或十餘兩衆共分之又大洋中有渦旋處龍在其下湧出之涎日爍成片風漂至岸取之又嶺外雜記龍枕石而睡涎浮水積而堅新者色白久紫甚久者黑氣

近腥形如浮石而輕膩理光澤入香焚之翠烟浮空結而不散又
出沒海上吐出涎沫有三品一汎水二滲沙三魚食汎水輕浮水
面善水者伺龍出隨取之滲沙凡風浪飄泊嶼岸積年氣盡于沙
土中魚食涎作糞散砂磧氣腥穢進貢亦不過四兩
藥性考龍涎香甘氣腥性濇能興陽道通利血脉

西楞魚

坤輿圖記大東洋海產魚名西楞上半身如男女形下半身則魚
尾其骨入藥用女魚更效
止血治一切內傷瘀損等證

苦魚

劉基苦齋記匡山在處州龍泉縣劍溪之水出焉注入大谷其中多斑文小魚狀如吹沙味苦而微辛可食故名

解酒毒可以醒酒

藥性考苦魚微辛形細色斑烹食肰美消酒除痺

鰣魚鱗

本經逢原鰣魚性補溫中益虛而無發毒之處其生江中者大而色青味極甘美生海中者小而色赤味亦稍薄觀其暗色生光迥非常可比綱目主治言其肉補虛勞油塗湯火傷于集解下記其

鱗花婦人鈿飾不及入藥功用

湯火傷 逢原云用鰣魚鱗香油熬塗立效

茅集之云鰣魚鱗貼腿瘡疼痛立效

治疔 陳氏傳方疔瘡用鰣魚鱗貼上即咬緊先須與酒飯吃飽然後將魚鱗邊畧畧揭起些須用力急揭去疔根便帶出也但揭出疔根時極痛無比非醉飽即暈倒也 傅氏方水疔用鰣魚肥下近腹處有划水二瓣瓣間有長鱗二瓣最佳但難得令人以背上大鱗代之貼上即消

下疳 救生苦海鰣魚鱗焙乾煅研白色名白龍丹敷之即愈得

此可已醫

血痣　蔡雲白言人生血痣挑破血出不止者用鰣魚鱗貼之即痂而愈

張隹時云鰣魚須乘活時拔取划水邊二鱗夾長者佳若死魚鱗便減藥力

毛世洪經驗集鰣魚鱗用手刮下不可見水陰乾收貯此拔疔第一妙藥也用時以銀針撥開疔頭將一片貼上以清涼膏蓋之俟一宿揭開其疔連根拔出後用生肌散收功予治兩貴婦大脚趾患瘡二三年不收功將鱗一片以銀花湯浸軟拭乾貼之不數日

而愈

金魚

此魚自宋南渡始有一名硃砂魚乃人家畜玩于盆盎中者有三尾四尾品尾金管銀管之分有蛋魚名龍蛋大蛋虎頭反鱗諸品純紅純白或紅白相間體具五色極大者三四寸小者寸許綱目金魚條云主治痢而所用乃金絲鯉魚按金魚雖有鯉鯽鰷諸種殊不鯉魚中一種紅鯉名金鯉鯽魚中一種紅鯽名金鯽皆有金魚之名與此金別而東壁合為一則誤矣

味苦微鹹有小毒食之令人吐綱目本條氣味下云甘平無毒此

指紅鯽而言並非今之金魚也

解服滷毒用金魚一二枚搗下灌之吐出涎水自甦 治瘋癲石

臌水臌黃疸慈航活人書俱用紅色金魚一個取三尾者甘蔗大

者一二枚同搗爛絞汁服立刻即吐出痰涎愈

雪鯰

粤語鯰魚廣人池塘多畜之以魚秧長成與鯽性相反鯽屬土其

性沈長潛水中鯰屬水其性浮長躍水鯽食之可以實腸鯰食之

可以行氣鯽守而鯰行性各不同如此其物以冬而肥故名喜泳

游波工得滄流則跳躍尋丈生食之益人氣力

健筋骨活血行氣逐水利濕
梧潯雜佩鯰魚形如鱧而稍短味甚美作膾尤佳
阿羅魚
一首十身音如吠犬亦可禦火珍異藥品
療癰疽
渼陂魚
輿地志鄠縣渼陂出魚味美可入藥
治痔
四足魚

物理小識游子六曰閩高山源有黑魚如指大其鱗即皮四足可調粥入藥治小兒疳

河豚目子附

逢原云扶河豚目拌輕粉埋地中化水拔婦人脚上雞眼瘡可以脱根

子性有毒可絶壁蝨行篋檢秘同蠏殼樟冰各五分拌棉花子安牀下燒烟熏之

蜣蜋魚

綱目拾遺　卷十一　河豚目　蜣蜋魚　蜜姑魚　鱗部

三才藻異產撫仙湖狀如龜殼青大如盤無尾八足腹白食之辟瘴毒

蜜姑魚

宦遊筆記自光溪入四明二十餘里有蜜巖峭壁千尋下臨深溪肎洞無底巖顛舊有蜂窠聚蜂數百萬其蜜滴下溪魚食之故魚味甘絕曰蜜姑魚其釣法倍多曲折魚性極喜苔須縋懸崖下有水衣演漾深碧而細者剜以為餌魚性暴遇釣則跳宕卒不可制而蜜巖下溪水清甚用粗綆則恐魚之瞥見而驚避也用細絲則又恐不足以勝魚跳宕之力釣者乃取絲長十餘丈盤于竿上遥

望見深波中魚詡詡鼓鬣而至則取絲徐徐放之如小兒之送紙鳶者使得縱其所往魚入釣果一躍數尺翻波跋浪橫激溪面其鱗光閃爍如千片碎金雜珠顆中隨風散灑觀者莫不目眩心動已而徐徐力倦乃可取之

性溫味甘食之生胃津益肺氣補血脈增髓去熱益虛羸壯筋骨止嗽定喘功同燕窩蛤蚧也

按此魚最潔惟食苔蜜苔寒而蜜溫得水火既濟之力大能補土生金燕窩性清肅而下行蛤蚧性和中而溫臟此則能兼之真勞嗽虛羸之食品上藥也柳崖外編載張方海浙人少年讀書四明

山斷炊者數月山磵谷多竹峭壁有蜜蜜入江化為魚名蜜鮎張遂掘笋釣鮎而食自言笋味淡以清蜜鮎濃而美有天台胡麻所不如者嗣後遂輕身耐寒暑不復思烟火味據此則其功用信不誣也

帶魚

出海中形如帶頭尖尾細長者至五六尺大小不等無鱗身有涎乾之作銀花色週身無細骨止中一脊骨如篦箕狀兩面皆肉裹之今人常食為海鮮據海上漁人言此魚八月中自外洋來千百成羣在洋中輙銜尾而行不受網惟釣斯可得魚戶率以乾帶魚

肉一塊作餌以釣之一魚上鈎則諸魚皆相銜不斷掣取盈船此魚之出以八月盛于十月霧重則魚多霧少則魚少率視物以為貴賤云綱目無鱗魚條獨遺此品故為補之　五雜組閩有帶魚長丈餘無鱗而腥諸魚中最賤者獻客不以登俎然中人之家用油沃煎亦甚馨潔　福清志帶魚身薄而長其形如帶無鱗入夜爛然有光小者俗名帶柳　物鑒帶魚形纖長如帶銜尾而行漁人取得其一則連類而起不可斷絕至盈舟溢載始舉刀割斷捨去其餘　玉環志帶魚首尾相銜而行釣法用大繩一根套竹筒浮洋面綴小繩一百二十根每小繩頭上拴銅絲一尺銅絲頭拴

鐵鉤長三寸即以帶魚為餌未得帶魚之先則以鼻涕魚代之凡釣海魚皆如此釣期自九月起至次年二月止謂之魚汛

食物宜忌味甘性平和中開胃

藥性考帶魚形長扁薄如帶色白無鱗肉細佳膾醃鮿風乾久藏不敗煎烹味美多食發疥註帶魚銜尾而行得一可連數十醃食佳黑夜有光故有毒

朱排山柑園小識帶魚生海中狀如鰻鋭首扁身大眼細齒色白無鱗脊骨如篦肉細而肥長二三尺形如帶亦謂之裙帶魚冬時風浪大作輙釣得之蕘為鯗以致遠

血蟮

出浙江寧波府慈溪縣以白龍潭產者為第一他產者尾大而黑不能通體如硃砂紅也葛三春白龍潭血蟮周身紅如血每年所產亦稀取其血沖酒飲可以驟長氣力行伍中學習八段錦工夫者多服之

增氣力壯筋骨益血塡髓

沙魚翅

沙即鮫魚種類甚多皆可食綱目鮫魚條集解下瀕湖註云沙魚腹下有翅味並肥美南人珍之主治下特載其肉皮膽之功用翅

獨罟馬令人習為常嗜之品凡宴會餚饌必設此物為珍享其翅乾者成片有大小率以三為對盖脊翅一划水翅二也煮食折去硬骨檢取軟刺色如金者瀹以雞湯佐饌味最美漳泉有煮好剔取純軟刺作成團如胭脂餅狀金色可愛名沙刺片更佳

味甘性平補五臟消魚積解蠱毒食物宜忌益氣開膈托毒長腰力閩部疏食清痰開胃進食藥性考

土附

嘉興縣志一名菜花魚以其出于菜花時最肥美故名程大昌演繁露土部吳興人呼為鱸鱧以其質圓而長與黑鱧相似其鱗斑

駁又似鱸魚故名之長興謂之蕩部又曰蕩魚湖州府志鮒魚今
呼土部此魚質沉常附土而行不似他魚浮水遊也故又名土附
銭塘縣志土鶩俗名土哺以清明前者佳潒異云吐哺産杭本名
土附以其附土而生也色黑味美雨航雜錄吐哺或曰食物嚼而
吐之故名敏按以上諸說皆無杜父之名而綱目載杜父魚云其
色黄黑有斑脊背上有鬐刺螫人又名渡父魚黄𩶘魚船矴魚伏
念魚似與土附絶不相類沉雲將食纂陳芝山食物宜忌皆以為
今之土部魚即杜父魚也此乃承山堂肆考之誤今土部杭城甚
多一年皆有惟正二三月獨旺背黑亦有淡黑帶土黄色者不聞

能刺人俗云此魚立冬後則伏土閉眼不食冬至後出土附土而行清明後開眼遍食小蟲蝦故有毒陳芝山云土部清明後頭上生紅蟲不可食細核其形狀食味與杜父全不相類何能强合予故于禽蟲考中魚類辨之甚詳以杜父入吹沙類而另立土附本條蓋不敢附古人而欺後世也土部綱目所無復為補之

味甘性溫　補脾胃治噎膈除水腫濕氣療一切瘡疥此物又能扶陽其子用燒酒醉食頗能興胃與對蝦全功以其食蝦力也

子　助相火煖腰腎

烏魚蛋

産登萊乃烏賊腹中卵也藥性考以為即雄魚白味鹹開胃利水

青魚膽

梧潯雜佩青魚膽出藤縣之禤（禤字不見字書讀如萱郡人有此姓）洲洲在江中長可五六里其上居民甚多石上多青苔此魚食之其膽極涼可入藥他處即不堪用魚大者百餘斤漁人網後必以聞官剖取其膽乃鬻于市

白皮子

蟫史蛇生南海四五月初生如帶至六月漸大如盤形似白絲絮而無耳目口鼻鱗骨一段赤色破碎者謂云蛇頭其肉如水晶以

明礬醃之吳人呼為水母鮮久則漸薄如紙俗呼為白皮紙按今所云白皮紙乃海蜇外之皮非陳久之海蜇也

一名秋風子乃海蛇外面白皮

味鹹濇性溫消痰行積止帶祛風

貼爛腿　救生苦海用白皮子照瘡大小剪作膏貼內摻銀硃

無名腫毒　集聽方用白皮子一片白糖霜揉軟中開一孔貼上重者潰輕者散又止痛

流火　文堂集驗取海蜇皮薄者貼上燥則易之綱目載海蛇名水母人以石灰礬水醃之去其血水色乃白其形最厚者名蛇頭

味更勝云而不錄其外皮之用且言其性煖可治河魚腹疾而農田餘話云水母本陰海凝結之物食而煖其性未詳東璧亦無發明敏曾居東甌數年見土人取蛇為生者詢之據言其物確係海水所結東南海俱鹹遇春夏天雨在海中者一滴雨水入海輒有一小泡凝聚水面初則大如豆隨波逐浪受日烘染漸長大成形如笠上頭下脚塊然隨潮而行土人撈蛇者每于海塗間插竹為小城以稻草作網圍之潮長蛇隨潮而來入竹城為網所絡不得去然後取之以及剺其中段砉然而開有似腸胃穢積者落落交下名蜇花食之亦最美再以礬灰醃而售之按海為陰水天雨水

屬陽相入而感便生此物受太陽真氣所以日漸長大而性煖也
頭風貼兩太陽能拔風濕外出
滕臏風濕以白皮子貼之
消痞王聖俞云有二方一用白皮子同荸薺燒酒浸服一用白皮子荸薺同煮止食荸薺自消痞也朱排山柑園小識海蛇上有白皮潔白脆美過于海蜇謂之白皮子
程克菴曰凡小兒一切積滯用荸薺與海蜇同煮去蜇食薺則諸積自消亦以積非寒不滯而成海蜇能煖水臟荸薺化堅相因而用其效故捷也同壽錄載其方治痞用大荸薺一百個古錢二十

個海蜇一斤皮硝四兩燒酒三斤共浸七日後每早吃四個加至十個止立愈

[魚巳]魚 音寺

滇程記雲南百夷中有孟貢江產[魚巳]魚彼夷食之日御百婦故夷性極淫貴賤俱數妻其地亦產彎薑 說畧云[魚巳]魚產孟貢江壯者恒多牝而遊夷人常食其肉一日能御百女入藥用雄者壯陽道固精髓八十老翁服之多子

介部

海龍

赤嵌集海龍産澎湖澳冬日雙躍海灘漁人獲之號為珍物首尾似龍無介爪大者尺餘入藥譯史此物有雌雄雌者黃雄者青功倍海馬益房箾催生尤捷效握之即産

百草鏡云海馬之屬有三小者長不及寸名海蛆不入藥中等者長一二寸名海馬尾盤旋作圏形扁如馬其性溫味甘煖水臟壯陽道消瘕塊治疔腫産難血氣痛海龍乃海馬中絶大者長四五寸至尺許不等皆長身而尾直不作圏入藥功力尤倍雖同一類

形狀微有不同此物廣州南海亦有之體方周身如玉色起竹節紋密密相比光瑩耀目誠佳品也　介語蝦姑一名海馬其扁如蜈蚣者燒服主夜遺

海牛

本草原名海牛生東海海羸之屬頭有角如牛故名其角硬尖銳有紋身蒼色有竈背紋腹黃白色有筋頂花點魚尾合房術中多用之氣味鹹溫無毒主治益腎固精興陽

白鼈

粵志白鼈可以治痰火其初得之神授廣人甚珍之有口號曰鳴

耳蟬白甲魚滋陰降火尺須臾一名玉鼉龍以其背上僂起如鼉
龍也連首白者良甲白而首足仍青者不及補虛勞愈痰火滋陰
養氣養血益精

鼈膽

盧之頤云鼈無耳以眼聽故其目不可瞥識精于明復識于聰也
不惟精專肝竅膽亦異衆而味大辛穹脊連脇脇亦少陽膽府所
屬此木金交互故得聲色疊用而肝為膽藏取次更相親耳
本草乘雅云味辛開聾瞽除癥瘕痞積息肉惡肉陰蝕痔核令人
以入房術用風斯下矣

痔瘡痔漏　家寶方鼈膽一個取汁磨香墨入麝香氷片少許雞毛蘸塗

物理小識云鼈膽最辣通竅尤捷此人所未知者也

蟶殼

綱目蟶條止載其肉云治冷痢補虛勞不及其殼之功用故補之

治喉風急痺　葛選方用蟶売置瓦上日曬夜露經年取下色白如雪搗細水漂淨末曬乾同氷片吹喉專治咽喉一切急證立愈

田螺涎

保元方田螺涎能去水腫用田螺不拘多少水漂加香油一盞于

水内其涎自然吐出取曬乾為末每服不過三分酒調下水自小便下氣自大便出腫即消再服養脾胃藥全愈

海螄

杭州府志海螺杭俗立夏以為應時之味以花椒灑之麻油拌食從新云比螺螄身細而長殼有旋紋六七屈頭上有靨春初延起矴海崖石壁海人設網于下一掠而取之治以鹽酒椒桂按海螄有大如指長一二寸許者名釘頭螺溫台沿海諸郡多有之海螄螺生海塗中立夏後有人見其羣變為虻今人所稱豆娘是也或云此物又能食蚶明州奉化多蚶田皆取苗于海塗種之久

則自大畤田者不時耨視恐有海螄苗蓋蚶不畏他物惟畏海螄蚶田中一有此物蚶無遺種皆被其吮食之玉環出者大如指名釘頭螺

鹹寒治瘰癧結核能降鬱氣

辟蛆　雲客傳方立夏日食海螄後以殼七枚勿令人見擲厠中或馬桶内暑日不生蛆蟲頗驗

吐鐵

沈雲將食物本草曰吐鐵海中螺屬也大如指中有腹如凝膏其殼中吐膏大于本身光明潔白可愛姑蘇人享客佐下酒小盤為

海錯上品一名麥螺一名梅螺産寧波者大而多脂餘姚者不及生食之令人頭腫土人以鹽漬之去其初次涎便縮可食　海味索隱曰土鐵一名泥螺出寧波南田者佳五月梅雨後收製　會稽志吐鐵歲時含以沙沙黑似鐵至桃花時鐵始吐盡　見聞編云九月可食蓋此物産泥塗以泥為食八月至九月不復食泥吐白脂晶瑩塗上比他月出者佳　福州府志吐鐵為海錯上品色青外殼亦軟肉黑如鐵吐露殼外人以醃藏糟浸貨之四方別有小如菉豆者桃花時方有名桃花吐鐵産泉州者名曰麥螺楷第觀頤錄云吐鐵出海寧者無脂多泥肉靭不堪食出寧波者極

大多脂無泥肉脆水洗三次用甜生白酒浸半日待鹽味出換白酒釀加燒酒或單用燒酒浸亦可必多入白糖藏久不壞柑園小識吐鐵生海中微似扁螺殼薄而白肉青黑色大者多脂以鹽漬之可以致遠

甘酸鹹寒補肝腎益精髓明耳目

按吐鐵色青得甲木之氣以斥鹵為食不復他食更得土之餘潤而生脂膏八九月不食土者以秋金盛而木氣衰故吐泥而不食其能補肝腎益精髓亦猶脾土得養化津液上升而并及耳目也東壁以蓼螺為泥螺味酸入肝二物形質不同性味亦異則強合

為一誤矣此物又能潤喉膈生津予庚申歲二月每患燥火入夜喉咽乾燥舌枯欲裂服花粉生津藥多不驗一日市吐鐵食之甘至夜咽乾亦愈可知生津液養脾陰之力大也

蛤蜊肉

厚殼紫口丶而圓者曰蛤蜊綱目本條下載其肉性寒而闢高武宗痘疹正宗以為可發疹及治痘毒入耳取其汁點之說為謬不知其肉惟性寒方能解熱藥之毒正取其與丹石相反為用耳

治癰疔痘毒　集聽載一捻金方治一切癰疽腫毒初起最驗兼治疔瘡喉風蛇傷犬咬及小兒痘毒乳香一錢雄黃三錢血竭錢

半此三味不必製没藥一錢明礬一錢硃砂三錢紅信六錢麝香六分蟾酥一錢蛤蜊肉二錢蜈蚣三錢甲片炒三錢僵蠶一錢川烏一錢牙皂四錢共為末以磁罐貯之大人一分五釐小人七釐强者二分亦可將葱白三寸搗爛和藥為丸好酒服下取汗再服不必汗

蜆腊

蜆生沙泥中江湖溪澗多有其類不一有黃蜆黑蜆白蜆金口玉口等名黃蜆殼薄肉肥黑蜆殼厚肉薄又番禺韋浦地方產無耳蜆更甘美異常凡蛤之屬皆能孕而子黃蜆化蛾而散卵白蜆藉

霧以生形則又一異海南介語蜆在沙者黄在泥者黑蜆老則內出小蛾而蜆死小蛾復散卵水上為蜆凡南風霧重則多白蜆北風霧少則否蓋白蜆之生生于霧霧味鹹鹹為白蛆所生之本始生時白蜆之形如霧自空而下若無若有人見以為霧也漁人知之以為天雨蜆子也蜆子既成以天暖而肥寒而脊在菱塘沙灣二都江水中積厚至數十百丈是白蜆塘其利頗大綱目蜆下集解欠詳晰且其主治下殼肉蜆水皆載而蜆腊無聞焉特採介語以補

解蠱幷治不服水土　介語

蚌淚

蚌中水也蚌生淡水中色蒼入肝故有清熱行濕治雀目夜盲之力綱目載蚌肉及蜂粉功用獨遺其殼內所含之水不知此水乃真陰天一之精入藥最廣特爲補其缺

清熱安胎消痰除濕解酒積丹石藥毒

初生小兒啞驚逢原云用活蚌水磨墨滴入口中少頃下黑糞而愈

湯火傷用生蚌滴水塗之

西施舌

屠本畯曰沙蛤土匙也産吳航似蛤蜊而長大有舌白色名西施舌閩部疏曰海錯出東南郡者以西施舌為第一蠣房次之西施舌本名勝蛤以美見謚産長樂灣中本草從新西施舌浙溫州有之生海泥中似車螯而扁常吐肉寸餘類舌故名

敏在臨安館劉芳洲明府署中劉為諸城相國胞姪據言介屬之美無過西施舌天下以産諸城黄石瀾海濱者為第一此物生沙中仲冬始有過正月半即無取者先以石碌碡磨沙岸使沙土平實少頃視沙際見有小穴出泡沫即知有此物然後掘取之綱目海蛤蛤蜊條中獨遺此今依吳氏從新本補之

西施舌　石蜐　乾蝦

甘鹹平益精潤臟腑止煩渴為補陰要藥從新

宦遊筆記西施舌似車螯而扁生海泥中一名沙蛤長可二寸常吐肉寸餘類舌俗以其甘美故名

石蜐

俗呼龜脚蟶海濱多有之古未聞入藥瀕湖獨增此品止載其能治小便不知其別有功用今依介語補之 朱排山柑園小識龜脚生海中石上殼如蟹螯其色紫可食即石蜐也江淹有石蜐賦下寒濕消積痞濕腫脹虛損人以米酒同煮食最補益

乾蝦 蝦米 鶯爪 蝦子 對蝦

蝦生淡水者色青生鹹水者色白溪澗中出者殼厚氣腥以其得土氣薄也湖澤池沼中者殼薄肉滿氣不腥味佳海中者色白肉粗味殊劣入藥以湖澤中者為第一以蝦煮曬乾去殼大者曰鷹爪小者曰蝦米又蝦子名曰蝦春錢塘八月潮盛時江濱人候潮退後率于江沙淺水處撈取蝦子入市貨賣黠者以腐渣攙和須取少許置銅銚中和鹽炒之色純紅者乃真多醃藏貯作來春食品綱目蝦及海蝦分條晰于蝦內集解下載蝦米海蝦味解下載對蝦皆不列主治僅云充饌品而已故悉為補正其缺

蝦米　味甘性平逐風痰

綱目拾遺　卷十　乾蝦　蝦米　鷹爪

胡潛法製編有蛤蚧蝦製法云食之補腎益陽蝦米一觔蛤蚧二枚茴香蜀椒各四兩並以青鹽化酒炙炒以木香末一兩和勻乘熱收新缾中密封每服一匙空心鹽酒嚼下甚妙

鶯介 味甘性平治疣去癬食物宜忌

治無乳及乳病蝦米酒用鮮蝦米一觔取淨肉搗爛黃酒熱服少時乳至再用豬蹄湯飲之一日幾次其乳如泉

宣吐風痰 不藥良方連殼蝦米半觔入蔥薑醬煑汁先吃蝦後吃汁緊束肚腹以雞翎探引取吐

赤白遊風 不藥良方蝦米搗碎敷之

蝦子

鮮者味甘醃者味鹹甘皆性溫助陽通血脈俱見食物宜忌

敏按粵語云蝦春非蝦子也江中有水蟣大僅如豆其卵散布取之不窮然則蝦春之性與蝦性有別陳芝仁助陽之說或未精核耳

對蝦

粵志蝏〔讀若明〕蝦產鹹水中大者長五六寸出水則死漁人以絲粘網其深四尺有五尺六尺者仄立海中絲柔而輕蝏蝦至則鬚尾穿胷弗能脫也兩兩乾之為對蝦鮮者肉肥而味甘

宦遊筆記淮海產對蝦長數寸兩兩乾之勾結結環烹以為美味鮮美居人往往以享客且可致遠或曰以雌雄為對但當懷子既散之後雌雄亦無從辨至其出時自正月望後始二三四月大盛端陽而

後即杳不可得亦物理之不可推者也
補腎興陽燒酒浸服
治痰火後半身不遂筋骨疼痛醫學指南核桃仁棉花子仁杜仲炒巴戟硃砂骨碎補枸杞子續斷牛膝各二兩大蝦米四兩兔絲餅四兩用燒酒二十觔煮服年高者加附子肉桂各一兩酒服完將渣曬乾為末蜜丸每服二錢酒送下
米排山柑園小識海蝦硃鬚鉞鼻背皆有斷節尾有硬鱗多足而好躍大于溪河所生長尺餘鬚可為簪土人兩兩乾之謂之對蝦以充上饌

蝦醬

粵語蝦醬以香山所造為美曰香山蝦其出新寧大襟海上下二川者亦香而細頭尾與鬚皆紅白身黑眼初醃時每百斤用鹽三斤封定缸口候蝦身潰爛乃加至四十斤鹽于是味大佳可久食

宦遊筆記遼東大淩河出蝦醬蝦油皆甘美平海又出一種小蝦名紅毛子作蝦醬尤佳令浙寧波及蘇皆有蝦醬味亦佳

解毒樹蠱廣有毒樹蠱其樹無花結子如牛奶食之立死以蝦醬解之

石上螺螄

俗名鬼螺螄形如海師而小秋冬常在墻脚石隙中夏在濕地青苔上取用洗去土

治黄疸慈航活人書取石工螺螄半碗搗如泥無灰白酒頓熱沖服

疔瘡濟世良方治疔瘡及頭面熱毒雄黄一兩丁銹白梅肉各五錢消風散一兩夏月加鬼螺螄二十個共研細末苦鹽滷調匀貯磁罐內凡患疔腫毒瘡用銀針挑破毒頂敷上此藥以綿紙蓋定其毒收斂不走三日後即愈　黄氏醫抄取最細鬼螺螄搗爛連殼敷患處露頭出膿次日即可消

白火丹　集聽丹有五種青黄赤白黑黄白易治黑丹黄救青丹十日内可治赤丹亦然俱不可見燈火食鹽物治法取溪澗中鬼螺螄酒煮食即消痕瘇氣悶者食數次愈

拔疔　保和堂秘方鬼螺螄一個荔枝核三個煅存性白梅肉六個共搗爛成膏貼之取出疔根後用八寶丹收功

通經　周氏家寶鬼螺螄十四個研碎油紙貼臍上縛定週時注在陰處

鼻疔　慈航活人書花盆中青螺二三個同鹽搗塗立效

三漏丸　活人書治穿屁漏通腸漏爪藤漏皆濕熱之邪毒殺蟲

退管穩當之劑土蜂窩煅鬼螺螄煅蟬蛻煅各七錢乳香沒藥川萆薢酥炙陳棕煅管仲煅各五錢豬懸蹄甲煅十個刺蝟皮炙一個雷丸三錢黃蠟三兩化開加麻油六七匙入藥為丸桐子大每服六七十丸空心白湯下

蟲部

雪蝦蟇

憶舊遊詩話巴里坤雪山中有之醫家取作性命根源之藥軍中人争買之一枚價至數十金且不易得也　朱退谷曾于吳門見之云遍身有金線紋其形絶似蝦蟆

性大熱補命益丹田能回已絶之陽功兼參附火盛者不可服

内造伏虎丹　秘方集腋興陽種子强腎助神用真川貝母四兩須四製第一次用大附子一個童便一湯碗切細蒸乾燒酒三湯碗韭菜汁三湯碗同入沙鍋將貝母煮乾去附子不用第二次用

雪蝦蟇一兩無則以大蛤蚧一對代之用石敲碎亦用燒酒韭菜汁各三碗同貝母煮乾去蛤蚧不用第三次用吳茱萸一兩亦用酒韭汁各三碗同貝母煮乾去茱萸不用第四次用公丁香五錢亦用酒韭汁各三碗同貝母煮乾去丁香不用製完其貝母爛如泥置石臼中舂再入真阿芙蓉二錢乳製蟾酥三錢麝香五分拌勻作條焙乾收貯用時唾津磨搽

藥性考雪裹蝦蟇性熱微辛壯陽御冷痿弱能興

風蛤

職方考閩邵武府出風蛤類蝦蟇峩眉峰麓之數村每春初東南

風起則此物滿牀廚間土人取而脯之

性溫煖治風及手足拘攣折傷

飯蒼蠅

謝天士云蟲中各種俱入藥用惟飯蠅無用故本草不載其主治予精思十年求其主治不可得嘉慶庚申偶在東江晤柴又升先生云昔在台州患面疔初起即麻木癢幾入骨不可忍山中倉卒無藥有教以用飯蠅七個冰片一二釐同研爛敷之即不走黃如言果癢定次日漸痊旬日而愈

束疔根不走黃塗瘡疤即生髮

吳秀峰用以塗小兒癩愈後脫疤不長髮用此擣塗立生
塞鼻治拳毛倒睫藥性考

蠬蜂

粵志陽春有蠬蜂嘗附橄欖樹而生雖有首足與木葉無別須木
葉凋落乃得之土人以置篋笥每遇蠱毒必鳴鳴則自呼又以其
聲之清濁卜禍福焉
佩之辟蠱

蜜蜂

綱目止用子云入足陽明太陰而無用蜂者赤水元珠有治瘰癧

方用之為補于後

赤水元珠云蜜蜂同杏仁葉蝙蝠蛇蜕治瘰癧神效

苦蜜

出處州劉基苦齋記匡山之巔四面峭壁風從北来大率不能甘而善苦故植物中性之苦者莫不布族而雜生焉野蜂窠其間采花髓作蜜味亦苦山中方言謂之黄杜初食頗難久則彌覺其甘

按綱目言蜜有黄連蜜味苦不知更有天成自然之苦蜜故補之

除積熱已煩渴解熱痢暑積驅風丸藥中用之更佳老人腸燥以一盞和酒服尤宜

蜜虎

似蜂而大首尖身圓壯如橄欖形有兩翼亦如蜂翅遍身生毛花斑色尾有短毫鋪張如鳶尾鼻上有鬚二根喜入花心中以鬚鈎取花蕊而出其鬚能伸縮屈曲如象鼻然以捲物登州人呼古路哥子安徽人呼為蜜虎養蜜者最忌之臺灣府志蜂虎蟲屬狀如燈蛾而大頭有斑點入蜜蜂窠則盡食其蜂　汪杭葊言蜜虎多喜入鳳仙花叢中散子于葉背日久生小灰色蟲如青蠖體上有黑白斑暈食其花葉長大及老則下根底變為蛹頭粗尾尖如海螄狀作老黃色久則蛹出為蛾即成蜜虎如此循環生生不已

治咽喉腫痛生蛾　陳良翰云蛮虎登州最多人捕得裝入布袋懸掛簷下陰乾遇有咽喉腫痛或生單蛾雙蛾取一枚瓦上火焙去其週身絨毛翦去頭足尾翅再用火焙為末加氷片少許吹入喉中即愈此神方也又入壯藥用

治心痛　鞠子靜方嘓嘈哥即蛮虎五六月飛行墻壁山東甚多取置竹筒中此物難死必待二十日方乾死在筒中自能撲打體上絨毛盡落有患心痛及腹痛者瓦焙研末酒服一二枚即止

諸城王遜亭云古路哥有雌雄雄者身瘦小雌者腹大入藥用雄者以線穿陰乾可合房術藥用

老僕王三云此蟲山東極多能食蜂養蜂家最忌之其蟲口中有黑絲常捲若入蜂窩即吐直其絲以刺蜂蜂即斃然後食之蓋蜂針在尾而此蟲之針在首想亦有毒針在尾者陰在陽者陽以陽剋陰故蜂為所刺無不立斃其蟲于初秋散子在豆莢上則為豆蟲如青蠖狀食豆在黍壤上則為朝天猴如刺螯狀食黍葉自下食而上最為莊田之患然可食莊人候日未出時此蟲著露體重翅輕不能飛易于撲取人撲得去其翅羣置瓦礶內令其自相撲擲其體上細毛自落然後以油鹽椒薑炒食之味勝蠶蛹但其體上毛不可著人眼著即損目

蟾皮 舌附

此乃癩蝦蟇皮也能拔大毒外出又能收毒功效不可殫述綱目蟾蜍條主治皆全用無單用其皮者惟附方引孫真人千金方中治腸頭推出用蟾皮一片燒熏并敷僅錄其些小功用反遺其大者故特著明補之

貼大毒能拔毒收毒黃汝良行篋檢秘方載指頭紅腫生毒用活蟾一隻生剝皮將皮外面向患處包好明日其毒一齊拔出或發背對口等證毒忽收內如又起再貼切記不可將其皮裏面著肉即咬牢難揭凡痘疹後回毒亦可用此治

瘰癧斂口膏藥　治瘰癧膿已盡腫已平瘡口未斂以此貼之用蝦蟇皮二個要活剝者鼠皮二張蛇退二條蜂房大者一個古四味俱煅灰將水膠一兩用井花水一酒鍾化開後加蜜一兩蜈蚣煎麻油一小鍾攪勻前四味灰臨起入麝香一分將絹攤貼以不漏為度

靈秘再藥云凡患癰疽瘡毒者用土中大蝦蟇一個剝全身癩皮蓋貼瘡口于蝦蟇皮上用針將皮刺數孔以出毒氣自覺安靜且能爬住瘡口不令長大又可免蜈蚣鬧氣來侵神妙神妙

舌　能拔疔外科全書夏月患疔用蝦蟇舌一個研爛蟾肚皮蓋

貼其根自出

土檳榔

粵西叢載狀如檳榔在孔穴間得之新者猶軟相傳蟾蜍矢也不常有之

主治惡瘡

蝦螢黃

物理小識余少養蜘蛛以小者飼大者久之以硃砂飼大者數十日滿身皆赤其腹有黃入藥用

去翳開瞽

藥蜂鍼

物理小識取黃蜂尾鍼合硫煉加水麝爲藥置瘡瘍之頭以火點之灸瘡工本草未載此法須先以濕紙覆瘡先乾者即瘡頭灸之

驢龍

物理小識驢腹中虬也方體方目有足入房術用與阜厭黑兒蟲瓦雀卵衛子莖墮蛤蚧吉弔脂同功

龍蝨

閩小記云龍蝨形如小蟑螂又似金龜而黑色每八月十三至十五日飛墮漳州海口餘日絕無

除面上黝黯赤氣食之良兼美男女顏色活血

物理小識智隨老父福寧曾見龍蝨後在姚太僕署中食此云自濠鏡來則他處亦出此何渾獨異也蓋是甲蟲大如指頂甲下有翅熏乾油潤去甲翅啖似大魚之變味

洋蟲

一名九龍蟲出外洋明末年始傳入中國或云出大西洋康熙初年始有此物形如米蚌子初生蟻如小蠶久則變黑如豆瓣有雌雄今人用竹筒置穀花飼之性極畏寒天冷須藏之懷袖中夜則置衾褥間否則凍死得人氣則生極蕃衍有飼以茯苓屑紅花交

桂末者則色紅而光澤可愛入藥尤良
性溫行血分燠脾胃和五臟健筋骨去濕搜風壯陽道治怯弱
附治各證兼引　老人不寐茯苓引　小兒夜啼硃砂引　女童
夜溺枸杞引　少婦陰寒附子引　癰疽發背沈香末引　舌燥
作渴麥冬引　眼目閉痛甘草引　耳鳴耳聾當歸引　感冒風
寒防風引　中濕瘟毒蒼朮引　跌打損傷全蝎引　酒醉傷人
葛花引　怒氣傷人沈香引　絞腸痧痛青蒿引　以上十四證
俱用蟲十四個好陳酒沖服
治刀斧傷用蟲搗敷即愈　瘋癱用蟲九個木香湯送　打傷用

九個黑棗薄荷湯送　黃疸痧用十二個薄荷燈心湯送　哮喘用九個薄荷湯送　眼脹用七個薄荷湯送　傷寒用九個薑湯送　水毒用九個薄荷燈心湯送　氣痛用九個檳榔湯送　中風不語用二十四個薄荷燈心湯送　小肚痛用九個薑湯送　急慢驚風用九個薄荷杏仁湯送　喉痛用二十四個薄荷銀花湯送　脚風用二十四個酒送　胃痛心疼用七個木香末沖酒服　無名腫毒用十六個陳酒送五更服　疸痧用七個米湯沖服　膨脹用二十四個薄荷陳皮湯送　嘔吐痰火用七個淡薑湯送　乍寒乍熱口乾舌枯用七個陳皮半夏煎酒沖服　五勞

七傷白茯苓三錢用七個搗爛每日空心酒沖服以復元為止
瘧後寒熱不調用七個以未發之先沖酒服三次即止　夢遺白
濁血淋白帶以芡實三錢微炒研末白果五枚去皮心先將藥搗
爛再加淫羊藿三錢去邊廣皮二錢韭子三錢同煎用蟲七個酒
沖服　赤白帶及產後等證以香附炙芪烏賊骨各八分酒煎用
蟲七個沖服即愈　氣急咳嗽以川貝母二錢半蒡子當歸陳皮
淮牛膝各八分水煎服如婦人去牛蒡子加益母草香附各三錢
水煎沖後三次神效　腰痛以破故紙二錢雄豬腰一對竹刀剖
開去衣將破故紙納入酒蒸熟爛加桔梗二錢為末用七個搗沖

酒服神效　痢疾白痢用紅糖紅痢用白糖陳酒沖蟲七個服
水瀉不止豬苓白朮各一錢陳酒煎沖七個服之忌油膩魚腥等
物　偏正頭風以川芎防風荆芥蟬蛻各一錢細辛八分陳酒煎
七個服之忌生冷葱韭等物　骨節酸痛胃寒等證以川芎白芍
各八兩陳酒煎沖七個服三次即愈　小便不通喘息燥熱等證
以古墨研濃貝母三分研末蟲七個陳酒沖服七次愈　小便不
通以燈心車前各七根蟲七個陳酒沖服　飽悶成痞肚腹腫脹
用酒沖七個服三次　翻胃隔食以生薑七斤裹布袋內入糞坑
浸七日取起清水洗淨埋土中一層薑一層土七八日取起用陰

陽瓦焙乾研末每次一分用蟲七個沖酒服三次愈　吐血以藕
節茅草根洗淨酒煎用人乳酒各半沖七個服三次愈　筋骨疼
痛以核桃肉三錢陳酒沖蟲七個服　勞嗽以牛骨髓三錢核桃
肉三錢共爲末入蟲七個再搗爲丸每丸三錢每日五更銜化一
丸九日見效　瘻證蛇牀子三錢煎湯沖蟲九個服三次即愈久
服延年種子　經水不調以香附陳皮益母草當歸延胡索各八
分水煎和酒沖蟲七個服之即愈久遠者連服數次其效如神
産後崩證以香附白芍益母草當歸陳皮茯苓白果蘇木各八分
酒沖蟲七個服三次即愈

糞如蠶砂狀金御乘云研末敷金及傷立結痂止血最效
藥性考洋蟲色黑形如壁蝨活吞數枚止血勞怯

蟋蟀

綱目于竈馬下附促織僅列其名云古方未用附此以俟
性通利治小便閉　養素園集驗方治跌蹼傷小肚尿閉不出用
蟋蟀一枚煎服立驗
小兒遺尿　慈航活人書取全蟋蟀一個焙末滾水下照歲服如
兒十一歲者每次服一個服至十一個為止
集聽治男婦小水不通痛脹不止服此立愈用蟋蟀一個陰陽瓦

焙乾爲末白滾湯下小兒半個卽通

催生　趙際昌云蟲之戲蟋蟀最盛其百戰百勝者俗呼爲將軍其蟲至冬必死勿輕棄去留以救産厄神驗凡産不下用乾者一枚煎湯服卽生并無橫倒之患　許景尼云鬥蟋蟀家冬則封盆待其自死成對乾之留爲産科痘科用須成對者入藥

藥性考蟋蟀辛鹹溫能發痘勝于桑蟲

治水蠱朱烺齋任城日鈔云促織可治水蠱有人患水蠱百治不效一日偶飲開水水中先有促織一對在內其人倉卒一併吞之越數日其病漸消方知促織可治此證後傳此方數人無不驗者

一對不足連服二三對自效

蚱蜢

綱目蟲螽僅引拾遺佩藥一條並無主治　按蚱蜢初夏大火始有得秋金之氣而繁性竄烈能開關透竅一種灰色而小者名土磔不入藥用大而青黃色者入藥有尖頭方頭二種救生苦海五虎丹中用之治暴絕氣閉大抵取其竄捷之功為引也

味辛平微毒性竄而不守治咳嗽驚風瘵破傷折損凍瘡斑疹不出

治鸕鶿瘟　王氏效方鸕鶿瘟其證咳嗽不已連作數十聲類哮

非哮似喘非喘小兒多患此取穀田内蚱蜢十個煎湯服三劑愈

百草鏡云鸕鷀鬱小兒有之其證如物哽咽欲吐難出之狀久之出痰少許日久必死治以乾蚱蜢煎湯服

破傷風救生苦海治破傷風用霜降後稻田内收方頭灰色蚱蜢全穀裹入布袋内曬乾勿令受濕致生蟲蛀壞常曬爲要遇此證用十數個瓦上煅存性酒下立愈

痧脹養素園集驗方用蚱蜢五六個煎湯溫服

涷瘡養素園集驗方用方頭黄色蚱蜢風乾煅研香油和搽乾摻亦可

小兒驚風　李民表方用蚱蜢不拘多少煅存性砂糖和服立愈

一方治急慢驚風量大小人多寡用之煎服　王立人簡易方

用螞蚱焙乾為末薑湯調服少許立愈

急慢驚風　百草鏡霜降後稻田中取方頭黃身蚱蜢不拘多少

與穀共入布袋内風乾常曬勿令受濕蟲蛀遇此證用十個或七

個加鈎藤鈎薄荷葉各一撮煎湯灌下渣再煎服重者三劑愈李

東來常施此藥據云山東王蟲尤妙每服只須二個

産後冒風　王良生救急方乾蚱蜢數十個上煅存性好酒調服

王站柱不藥良方急慢驚風先用白鳳仙花根汁半盞服下即用

方頭蚱蜢焙乾研末滾水調下即愈

燈蛾

古方無入藥者祝氏效方有治痔管法用蜣螂一個同撲燈蛾十個放罐內一宿加麝香一錢陰乾為末吹入管內自能出水水乾即愈

蠅虎

古今註蠅虎蠅狐也形似蜘蛛而色灰白善捕蠅一名蠅虎子潛確居類書一名蠅豹身黑嘴有雙肉爪攫蠅而食兩目似虎炯然生光易曰震來虩虩雅俗稽言曰虩蠅虎也常若多懼故取象焉

按蠅虎亦蜘蛛之屬腹亦有絲而不能結網惟居墻壁捕蠅食其體灰褐色身上有微毛嘴有兩鉗翕吸頻動跳躍如虎亦有純白色兩目朱色絕可愛兒童捕置器中捉蠅以飼之視其搏躍為戲此物未聞入藥故瀕湖綱目壁錢蠨蛸皆列入而此獨遺之今徐氏驗方云其性頻動而不靜取以調血脈治跌打因錄其方以備品云

治跌打損傷　徐順之驗方取蠅虎數十個研爛好酒下

竈馬

今之竈馬俗呼贓郎又名蟑螂綱目所謂蜚蠊也綱目蟲部亦有

竈馬形似蟋蟀令人名竈壁雞又　蟑螂別瀨湖于蜚蠊條下無治痈疔之法今備錄之

拔疔集驗竈上蟑螂不拘多少搗爛敷之其疔根自出

張卿子妙方　蟑螂蟲其黃紫色甚臭者取數個用患者自吐唾沫幾口研爛敷瘡四圍頂上露孔使毒氣從孔出一日愈矣

白火丹　葉氏方用蟑螂瓦上焙乾為末白滾湯服一二個立效兼治疔瘡

邵仲達方　治疔瘡取蟑螂七個去頭脚殼將砂糖少許令搗爛敷疔四圍露出頭一晝夜即愈

一切兒疳　集聽云凡小兒患疳疾不拘何等疳垂死者皆效取竈上蟑螂焙乾與之食患者但聞其香不知有腥臭之氣猶中蠱者食豆無辛含碁不苦也有患此證治之無不效只須食一二次即愈愈後體更肥白且屢試屢驗

藥性考　竈馬拔刺擣塗有效

百草鏡云　兒疳初起用蟑螂去頭足翅新瓦上焙乾常與食之百個病愈

吐血　徐雲生方取蟑螂五個止去翅淨在火盆淨瓦上焙乾為末紙包安地上存性用濕腐皮包一個滾湯吞下每日如此吞五

日不可間斷

解諸疔毒　傳信方竈上紅蟑螂五個研爛熱酒沖服取汗為度

痧證　周達園方活蟑螂蟲三個用紙包竈上焙乾研細冷水和灌或吐或瀉即愈

臌脹　家寶方蟑螂一個焙乾羅蔔子一撮共炒為末好酒吞十日全愈

氣虛中滿　醫宗彙編以蟑螂七個為末用地栝樓煎湯送數服愈

無名腫毒　慈航活人書蟑螂十個鹽一撮同搗爛敷之留頭取

對口活人書桂州荔枝肉二三枚蟑螂二三個同搗爛如泥罨
頭數數次即散

紅絲疔傳信方蟑螂一頭去頭和青糖搗爛搽上即效

治諸毒惡瘡嚴氏家方用蟑螂檮石灰敷之

水馬

綱目水馬名水黽于主治下云令人不渴殺雞犬不知有治痔之
功更為補之按水馬四五月內出浮水面身硬腳長池沼中甚多
性喜食蠅予在甌親見小兒捕之嬉戲用釣竿繫繩繩頭穿一蠅
擲水面誘之即來以四足抱繩不放因而獲之

治痔　東醫寶鑑有水馬散夏月三伏內於止水中採婆子一名水馬兒高脚水面跳走是也採取三十個用三個紙包每包十個于背陰處懸挂陰乾每包作一服研爛空心酒調下良久乃吃飯三日連三服十日內效久痔膿血者二三十服絕根

禾蟲

沿海濱多有之形如蚯蚓閩人以蒸蛋食或作膏食餉客爲饈云食之補脾健胃廣志夏暑雨禾中蒸鬱或稻根腐而生蟲稻根色黃蟲乃稻根所化故色亦黃大者如筋許長節節有口生青熟紅黃霜降前禾熟則蟲亦熟以初一二及十五六乘大潮斷節節而

出浮游田工網取之得醋則白漿自出以白米泔濾過蒸爲膏甘美益人得稻之精華者也其醃爲脯作醢醬則貧者之食　吳震方嶺南雜記禾蟲絶類螞蝗青黄色狀絶可厭惡潮所淹没淡水田禾根内出長數尺至丈餘寸寸斷皆活能游泳午後卽敗不可食滴鹽醋一小盂裂出白漿蒸鷄鴨蛋牛乳最鮮　粵錄禾蟲狀如蠶長一二寸無種類夏秋閒早晚稻將熟禾蟲自稻根出潮長浸田因乘潮入海入海日浮夜沉浮則水面皆紫采者以巨口狹尾之網繫于杙逆流迎之網尻有囊囊重則傾瀉于舟焉

補脾胃生血利濕行小便瘡瘍勿食能作膿

禾蟲　叩頭蟲

叩頭蟲

形黑如豆大以手捉其身其頭能俯屈剝剝有聲出南方者小而力微北土者大而力厚兒童捕之為戲入藥用大者試法取蟲置桌翻其背令仰少傾便跳起三四寸有跳起過五六寸及尺許者力更大綱目以之附阜螽後亦不言主治之方此蟲北人謂之跳百丈

、治腰腳無力與山螞蟻子同入壯藥用百草鏡云外用可絕瘧叩頭蟲一個安眉心蟲頭向上膏藥蓋住過時自愈

大力丸　彙集此馮嘉家寶方用蒺藜酒洗炒去刺白茯苓白芍

肉蓯蓉酒洗杜仲酥油炒兎絲子酒煮續斷當歸覆盆子葳靈仙破故紙薏苡仁各一兩五錢牛膝酒洗無名異自然銅醋煅七次一兩乳香没藥硃砂飛過血竭青鹽各五錢天雄二兩童便浸五日象鼈一個去頭足翅如無用土鼈代之跳百丈十個去足虎骨二兩酥油炙上藥俱爲細末煉蜜丸二錢半重早晚鹽湯或黃酒送下少時用力行功散于四肢

沙雞母

物理小識土鼈是象房屎中所生或以旋土成窩者充之不知旋土窩者乃沙雞母非土鼈也

沙雞母　才皂樹蟲　芝麻蟲

同金墨磨塗瘡口

牙皂樹蟲

救生苦海云此樹大如錢粗者方得有蟲但取之有法以利刀速砍其樹遲則蟲即下行入根不可得其蟲子時下行過午則上行須午後伐取

治一切腫毒初起其蟲有大小大者用一條小者用二條證輕者用一條重者用二條或三條擂爛酒調服已膿者不治

芝麻蟲

生芝麻梗中三更輒從下而上至頂食露五更輒下取之以夜性

熱助陽入幃簿用
去痔管　用芝麻蟲如蠶綠色取焙乾為末開水送下每日食前
服七日其管自出

黃麻梗蟲

須秋時先收取以蔥管藏之　百草鏡麻蟲生麻梗近根上一節
中二月化為飛蟲穿穴去山左人每于刈麻時將蟲連麻根寸斷
布袋裹盛帶至南方貨與養禽鳥家飼畫眉百翔之用云其蟲性
煖去風行血鳥食之可以禦寒蟲形如小蠶細長明淨入藥須連
蔴根蒸焙用如用生者須以蔥藏

程林即得方治疔用黃麻梗內蟲以蔥葉包貯挂風頭令乾將疔瘡挑破以麻蟲少許入于所挑之處瘡即化為水而愈

陶節庵治疔蜣螂膏用蜣螂三個肚白者佳黃麻蟲十個二味搗勻撥破患處貼之如患在手足有紅絲上臂絲盡處將針挑破出血仍用前藥毒重者更服敗毒藥

治疔 葉氏方用黃麻梗中蟲一條焙乾為末酒調服下疔化為水

壁蝨

俗呼臭蟲以其氣腥穢觸鼻故名行必南向為南方穢濕所產今

江南北人家稍不潔即生此物亦有遠行于旅店驛舍中帶入衣被歸家即生極易蕃育一日夜生九十九子與蝨斯同其形儼如半粒豌豆老則黑次則棗皮紅初生者色黄而細小其子如蟻子色白卵生與蝨同初生便噆人生一二日即能褪殼愈褪愈大漸漸而老色轉紅而黑老者噆人愈毒多藏藁薦中及壁內或桌櫈牀縫間其身扁而易入至冬則入蟄多藏泥沙山穴中及樹根下交春皆啓蟄而出入人家壁木內藏性畏螘山中有一種紅螘喜食之故近山及山寺僧舍此物甚少有帶入者輙為山螘銜去其噆人尤狡黠不與蚤蝨同昔人謂暑時有五大害乃蠅蚊蚤蝨臭

蟲也然蠅蚊迭為晝夜蠅可揮拂蚊可設帳蝨則暑時裸浴生者絕少蚤則因土濕而生夏時土乾亦不甚患惟此最可憎無分晝夜潛身牀褥間及几閮間善識人氣伺人一動即徙匿無從覓之

眼生偷針　臭蟲血點之即散

海上方有治小兒驚風方用壁蝨于淨水中漂去臭氣焙乾入藥

拔疔　楊氏經驗方臭蟲同米飯搗勻搽疔上能立拔疔根外出

鮮魚刺戳　醫宗彙編凹谷茴香葉使鹽化燒酒搗糊夾瘡上如口久爛用臭蟲剪去頭傅之

山螞蟻窠子附

朱樂只云山草中有之係草樹之葉結成大者如斗冬月取之蟻入土而不在窠矣　救生苦海山螞蟻窠深山内大樹根中有之十一月至正月草枯時尋取有二種一種大如升斗色黄柔軟形如乾黄爛葉又若桑皮紙窠皮上層層有刷紋成暈若虎頭俗呼虎頭蟻窠不知何物所造惟内中有筋其筋係松老草莖之類也抽去内中筋及泥土用之一種色白係是泥土所為其形有類松皮研用入藥

爛瘡久不收口貼之即收口

藥性考蟻類最多惟螞蟻食之長力

治刀傷出血　救生苦海用山螞蟻窠抽去內中筋及土泥包裹處再用布縛即血止收口沈氏傳方云冬月用之其驗如神

禿瘡周氏傳方山螞蟻窠中土鹽滷調敷數日即愈

生皮結靨　凡瘡膿腐已盡新肉已生不肯收口用山螞蟻窠搓去草泥等物扯開貼之即結靨生皮

子白如粞米俗呼狀元子大力丸用之然微有毒食之作脹綱目蟻下僅存其名無主治近行伍中營醫以此合壯藥頗效益氣力澤顏色

張威來云山蟻生深山窮谷中頭如虎有牙鉗甚銛利有翼能飛

凡虎食人過飽則醉醉後則吐蟻食其唾餘則形變虎頭而生翼即以其所吐涎囓樹汁草漿和山土釀如泥緣樹枝成窠其窠重疊如蜂窩內有臺外則黃白紋大如斗桂樹枝上山人見其窠以烟薰之去蟻採之入藥

窠敷金及傷止血定痛生肌收口

窠中臺治發背百鳥朝王毒

窠上緣枝治蛀脊

按蟻有各種入藥用窠則取山蟻窠蓋山蟻形大在草中或樹根內作窠其子粗如粒米入藥力太猛用子以黃色細蟻所生子為

佳盞此蟻力最大能舉等身鐵故人食其子亦力大也

宦遊筆記廣人美味有蟻子醬於山間收蟻淘淨滓垢鹵以為醬

詑為珍品則其子亦無毒矣

蛆窠

王安採藥錄大窖坑内有蛆蟲窠如白繭子樣挂在蓬堁内者取

來淨去泥灰曬燥焙用

治膁瘡疳蛀一切蟲蛀爛孔外科收口藥用

疳瘡蛀梗　柴氏獨妙方用糞坑内蛆蟲窠在蓬壓内者形如白

繭子而小取來不拘多少放在礶中焙燥為細末貯小口瓶内瓶

口以細稀紗包紮覆輕輕敲彈少許藥末以瘡口內如有小蛀眼藥末不能入用麥草桿吹藥入細孔內每日三五次其蛀爛者內孔自能長平神效無比

死人蛆蟲人蚜附

此檢尸場中棺內死蛆也唐怡士云凡人死後魂魄盡散其生氣有未盡者肉爛後惡腐而為蛆攢嚙筋骨久之蛆亦隨死故強死者棺中無不有黑蛆凡有須問忤作于尸場收之

主治大麻瘋癩疾　赤水元珠治大麻瘋癩疾秘方用死人蛆蟲洗淨銅片上焙乾為末每用一二錢皂角刺煎湯調下若腫而有

疙瘩者乃陽明經濕熱壅盛先以防風通聖散服二三帖然後再服此藥有補功以皂針為引故能達表能久服之極有神效非泛常草木可比也

人蚜 陳所安令見錄近有一種不肖奸徒輒于攢殯左右勾賄寄戶寄戶者以產賃人厝棺杭人呼為開寄場每有七日內之出厝棺木到場即被昏夜啟棺竊取人蚜貨與方術家及走醫為夾棍藥并治跌打絕邪瘧等用予初不解人蚜為何物後詢唐博士與宜博士家有老僕來升曾見之云凡人死七日外遍身肌肉腐如粱心氣散漫蒸為人蚜形如九龍蟲而小色赤如血光滑異常

男女皆有入藥男棺者佳其取之法用大鑽于棺和頭前鑽一大孔以香糟搽孔外肉蟲聞糟氣皆從孔出其蟲雖有甲而不能飛用手捌投入小瓶中燒酒浸陰陽瓦工焙乾用

醫學指南有治大麻風秘方用人蛆一升細布袋盛之放在急水内流之乾淨取起以麻黄煎湯將蛆連布袋浸之良久取起曬乾再用甘草煎湯浸曬乾又用苦參煎湯浸曬乾又用童便浸曬乾又用蔥薑煎湯投蛆入内不必取起就放鍋内煮乾焙為末每一兩加麝香二錢蟾酥三錢共入磁器内每服一錢石蘚花煎湯下花即山中石工所生白蘚如錢樣用蒼耳草煎湯洗浴然後服藥

七日見效體壯者一日一服弱者二日一服即愈

按人死血肉化為蟲或為蛆或為蚜形各不一或云二物並生或云一物先後互化又有云貧賤者多蛆少蚜富厚者多蚜少蛆第勿深考並存其說以俟博雅君子折衷焉

治癆瘵能驅尸蟲以賊攻賊之義療跌蹼絶邪瘧尸疰石疣

吳秀峰虚勞論云癆有蟲為濕鬱所化在外為蝨在臟腑為蟲用死人身上蛆蟲製令潔淨焙乾和藥服之則癆蟲化為水下

隊隊

游宦餘談隊隊形如壁蝨生有定偶緬甸有之夫婦有不得于夫

者飼于枕中則其情自合故不惜金珠以易　詹景鳳小辨同年蘇侍御民傑按雲南還語予云雲南有小蟲名曰隊隊狀如蝨出必雌雄相隨人偶得之以賣富貴家價至四五金富貴家貯以銀匣置枕頭内則夫妻和好無反目此則物氣之正人也

入媚藥治夫婦不和

桃絲竹蝨

此乃桃絲竹上所生竹蝨李氏草秘云罨毒瘡痘疔最妙

淮東子

今名跳蝦虫生濕土中形如跳蚤而大逾倍色如蝦青腹下多足

桃絲竹蝨　淮東子　桐蛀　梭蟲

如蝦善跳躍兒童以器置水于中捕得輒投入便不能躍出秋時鬬蟋蟀家多蓄之凡蟲遇鬬傷及虛羸必每日以此飼之云能益蛩力也其性最竄捷能透達經絡皮裏膜外無不行到

治風痺去濕腫

桐蛀

李氏草秘生洞油樹中即木蠹也治惡腫毒最良取七根焙末酒服即愈

椶蟲

滇南各甸土司記椶蟲産騰越州外各土司中穴居椶櫚木中食

其根脂汁狀如海參粗如臂色黑土人以為珍饌土司餉貴客必向各峒丁索取此蟲作供連椶木數尺解送剖木取之作羹味絕鮮美肉亦堅韌而脥絕似遼東海參云食之增髓益血尤治帶下彼土婦人無患帶者以食此蟲也

治赤白帶腸紅血痢其行血而又能補血功同當歸

虹蟲

物理小識虹為淫氣方士于東海見虹處掘地有蟲紅色入房術用

入媚藥益幃簿同紫稍花功力更大

茄稞蟲

此蟲生茄稞内梗上有蛀眼内即有蟲其蟲帶綠色黑嘴者是

治男女童癆 劉羽儀經驗方云男女童癆其證不必如大人咳嗽吐土洩精只是身體瘦弱皮毛焦枯肌膚微熱急宜早治用野茄稞内蟲取數十條私和在食物之内與病者吃數次即愈

牛膝蛀

李氏草秘生牛膝草節中香油浸製

治指頭毒晝夜痛不可忍者敷上即愈

蔗姑

漳泉種蔗田中出一種蟲如蠶食蔗根名蔗姑土人食之味甚甘美

發痘行漿托癰清毒化痰醒酒和中利小便